DR. MED. HEIKE BUESS-KOVÁCS

Das Gicht-Buch

Alles, was Sie wissen müssen
Das können Sie selbst tun

3. Auflage

humboldt

VORWORT

Liebe Leserin, lieber Leser,

die Gicht zählt, wie Diabetes oder erhöhte Cholesterinwerte, zu den Stoffwechselerkrankungen. Wie Sie vielleicht selbst schon erleben mussten, kann sie unerträgliche Schmerzen in den Gelenken verursachen und das Leben stark einschränken. Laut der Deutschen Gicht-Liga e.V. sind 2,8 Prozent der Männer und 0,4 Prozent der Frauen im Alter zwischen 30 und 59 Jahren betroffen. Die gute Nachricht: Gicht ist heilbar. Auch wenn eine gewisse genetische Veranlagung zu Störungen des Harnsäurestoffwechsels vorliegt, können Sie beim Thema Gicht selbst viel dafür tun, die Krankheit in Schach zu halten.

Denn bei der Gicht kommt es viel mehr auf die Ernährung als auf genetische Faktoren an: Ob und in welchem Ausmaß diese Stoffwechselkrankheit ausbricht, hängt in erster Linie davon, was Sie essen, und von Ihrer allgemeinen Lebensführung ab. So zählen etwa zu hoher Fleisch- und Fettkonsum, zu viel Alkohol, zu wenig frische, naturbelassene Lebensmittel und zu wenig Bewegung zu den wichtigsten Risikofaktoren für eine Gicht. Konkret bedeutet das also, dass Sie selbst es ganz wesentlich steuern können, dass die Krankheit gut behandelbar ist – oder am besten gar nicht erst in Erscheinung tritt.

In diesem Ratgeber erfahren Sie alles Wissenswerte zur Entstehung einer Gicht, zu den Symptomen der Erkrankung und den therapeutischen Maßnahmen wie etwa dem Einsatz von Medikamenten zur Behandlung eines akuten Gichtanfalls oder zur Senkung des Harnsäurespiegels. Zudem erhalten Sie umfassende Informationen zu einer gezielten Ernährungsumstellung, einer Änderung Ihrer Lebensgewohnheiten, nützlichen natürlichen Hausmitteln und altbewährten Maßnahmen, um einer Gichterkrankung auf natürliche Weise vorzubeugen und sie wirkungsvoll zu behandeln.

Bekommen Sie die Gicht in den Griff – es ist möglich!

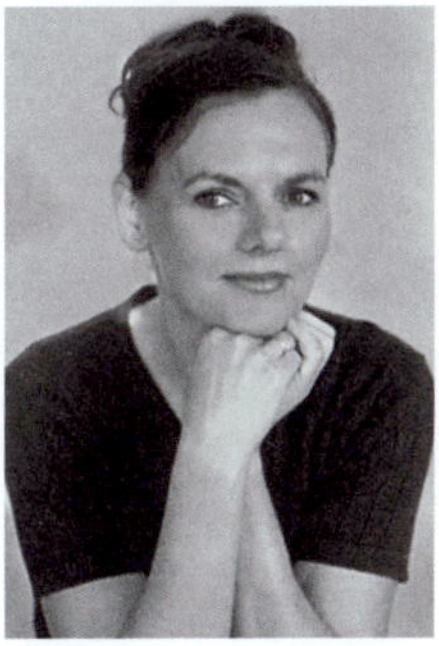

Ihre

Dr. med. Heike Bueß-Kovács

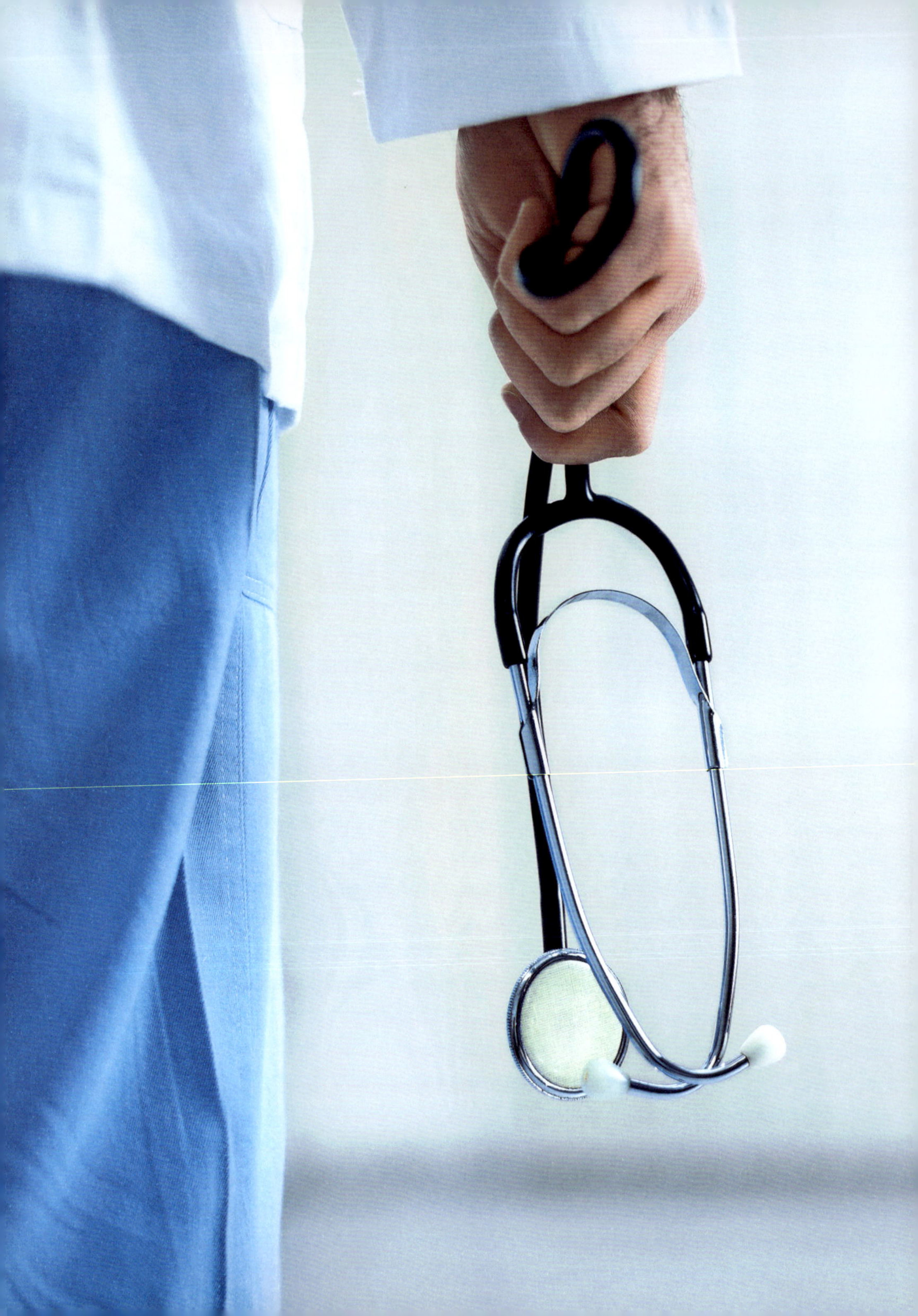

GICHT – DAS SOLLTEN SIE WISSEN

Die Gicht ist keine Neuzeiterkrankung. Schon in der Antike war das Leiden und dessen Hauptverursacher bekannt: Völlerei, Übergewicht und zu wenig Bewegung. An diesen Krankheitsursachen hat sich seit 2000 Jahren nichts geändert. In diesem Kapitel erfahren Sie, wie die Krankheit entsteht, wie die typischen Symptome aussehen, welche Behandlungsschritte Sie bei Ihrem Arzt erwarten und wie eine mögliche Therapie gestaltet werden kann.

Eine Krankheit mit Geschichte

Schon im Altertum war die Gicht bekannt und wurde 450 Jahre vor Christus von Hippokrates, einem griechischen Arzt, beschrieben. Er bezeichnete sie als „Podagra", griechisch für „Fußfessel". Weil die Krankheit meist mit heftigen Schmerzen im großen Zeh beginnt, die das Laufen erschweren oder sogar unmöglich machen, ist das ein sehr treffender Name. Eine weitere veraltete Bezeichnung für die Gicht ist „Zipperlein", das vom mittelhochdeutschen Begriff „zipfen" für „trippeln" abgeleitet ist und den Gang der Erkrankten bezeichnet. „Der Dicke aber – ‚autsch! mein Bein!' – hat wieder heut' das Zipperlein" – so dichtete Wilhelm Busch im Jahr 1867 in „Der neidische Handwerksbursche". Die heute übliche Bezeichnung „Gicht" stammt von dem mittelhochdeutschen Wort „giht", das „Besprechung, Behexung" bedeutet. Damit bezeichnete man alle Arten von Gliederschmerzen und Lähmungen, deren Ursachen unbekannt waren und die kurzerhand auf böse Zaubersprüche zurückgeführt wurden.

!

Die Gicht befiel einst hauptsächlich die Reichen, die sich Luxus leisten konnten.

Die Gicht gehört zu den sogenannten Zivilisations- bzw. Wohlstandskrankheiten. Sie befiel einst hauptsächlich die Reichen, die sich den Luxus üppig gedeckter Tafeln und übermäßigen Schlemmens leisten konnten. Gicht war damit die „Krankheit der Könige": Alexander der Große, Karl der Große, Ludwig XIV. und Friedrich der Große litten an ihr, aber auch Wallenstein, Goethe und Bismarck. Heute, wo uns alle Arten der Ernährung, auch die ungesunden, zur Verfügung stehen, ist die Gicht nach den Fettstoffwechselstörungen (zu hohe Bluttfettwerte, die Arteriosklerose und Herzinfarkt verursachen können) und Diabetes Typ 2 die dritthäufigste Stoffwechselerkrankung: In Deutschland sind 2,8 Prozent der Männer und 0,4 Prozent der Frauen im Alter zwischen 30 und 59 Jahren betroffen. Etwa 20 Prozent der Deutschen haben erhöhte Harnsäurewerte und damit einen Risikofaktor für die Entwicklung einer Gicht. In den Industrienationen nimmt die Anzahl der von Gicht Betroffenen stetig zu, inzwischen sind erhöhte Harnsäurewerte und Gicht in allen Bevölkerungsschichten der Welt zu finden. Sogar in China und Indien stieg dank des wachsenden Wohlstands in den letzten 20 Jahren die Zahl der Gichtkranken an.

Weil sich heute viele Menschen eine fleischlastige Ernährung leisten können, bekommen entsprechend viele Menschen heute eben auch ein Stoffwechselproblem. Denn Fleisch enthält reichlich Purine, und deren Abbauprodukt ist die sogenannte Harnsäure. Sie lagert sich in Form von Harnsäurekristallen in Gelenken und Geweben ab, was die für Gicht typischen Schmerzen zur Folge hat. Was es mit der Gicht im Einzelnen auf sich hat, lesen Sie im Folgenden.

Bei der Gicht (in der Medizin heute Arthritis urica genannt) handelt es sich um eine Stoffwechselerkrankung, die zum rheumatischen Formenkreis gezählt wird. Die Zahl der betroffenen Erwachsenen, die erhöhte Harnsäurewerte aufweisen, ist in Deutschland allein in den letzten Jahren drastisch angestiegen: von nur zwei auf 20 Prozent (Quelle: die Fachzeitschrift „Der Internist"). Die gute Nachricht: Gicht gehört zu den wenigen Erkrankungen des rheumatischen Formenkreises, die geheilt werden kann, weil sie keine Autoimmunerkrankung ist. Wie bei vielen Krankheiten spielen auch bei der Gicht bestimmte Stoffwechseldispositionen eine Rolle. Man braucht also eine gewisse genetische Veranlagung, damit die Krankheit zum Ausbruch kommt. Wichtig jedoch: Die Gene sind niemals allein verantwortlich für ein Geschehen, das solch immense Folgen wie Schmerzen, Entzündungen und gar Deformierungen an den Gelenken mit sich bringt! Die Krankheit Gicht ist eher als multifaktoriell bedingt anzusehen, hat also verschiedene Ursachen, und Ihre tägliche Ernährung und Ihre täglichen Gewohnheiten spielen hier eine wichtige Rolle.

Gicht: Wen trifft es mehr?

Die Gicht macht einen deutlichen Unterschied zwischen den Geschlechtern: Männer haben ein zehnfach höheres Risiko, an Gicht zu erkranken. Die erblichen Ursachen werden derzeit noch erforscht. Mehr als zwei Dutzend Gene sollen den Harnsäurestoffwechsel steuern, zwei Genorte sollen im direkten Zusammenhang mit Gicht stehen. Falsche Ernährung und Übergewicht tun dann das Ihre. Frauen sind durch das Hormon Östrogen vor Gicht besser geschützt und erkranken in der Regel erst nach den Wechseljahren. Jedoch hat sich auch bei Frauen die Häufigkeit von Gicht durch veränderte Ess- und Lebensgewohnheiten deutlich erhöht.

Wie entsteht Gicht?

Bei der Gicht sind die Harnsäurewerte im Blut erhöht. Der normale Spiegel der Harnsäure liegt beim Erwachsenen zwischen 3,0 und 6,0 mg pro 100 ml Blut. Liegen die Werte darüber, sprechen die Ärzte von einer Hyperurikämie, schlicht einem Zuviel an Harnsäure.

!

Ursache für die Hyperurikämie sind die sogenannten Purine, kleine chemische Verbindungen in z. B. Fleisch, Wurst, Fisch und Hefe.

Die Ursache für diese Hyperurikämie sind die sogenannten Purine. Sie spielen bei der Gicht eine Hauptrolle. Dabei handelt es sich um kleine chemische Verbindungen, die sich bevorzugt in Innereien, Fleisch, Wurst, Fisch, Meeresfrüchten und Hefe befinden (etwa 60 Prozent der aufgenommenen Purine stammen aus Fleisch). Wir nehmen sie also mit der Nahrung auf. Aber auch beim Abbau von Zellen fallen Purine im Organismus an. So lebt z. B. eine Darmzelle ein bis zwei Tage, eine Hautzelle zwei bis vier Wochen, und viele andere Körperzellen regenerieren sich innerhalb eines Jahres. Darüber hinaus sterben viele Körperzellen etwa beim Fasten oder bei einer zu raschen Gewichtsabnahme ab. Auch bei einer Bestrahlung oder Chemotherapie werden viele Zellen zerstört, deren Purine dann freigesetzt werden und im Blut landen.

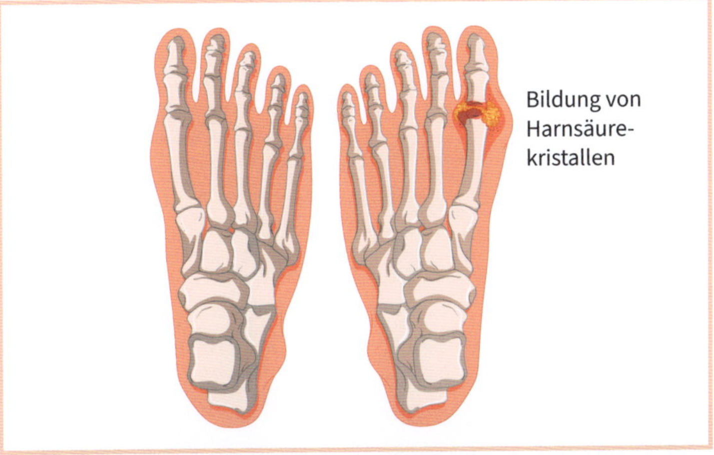

Gesunder Fuß und Fuß eines Gicht-patienten.

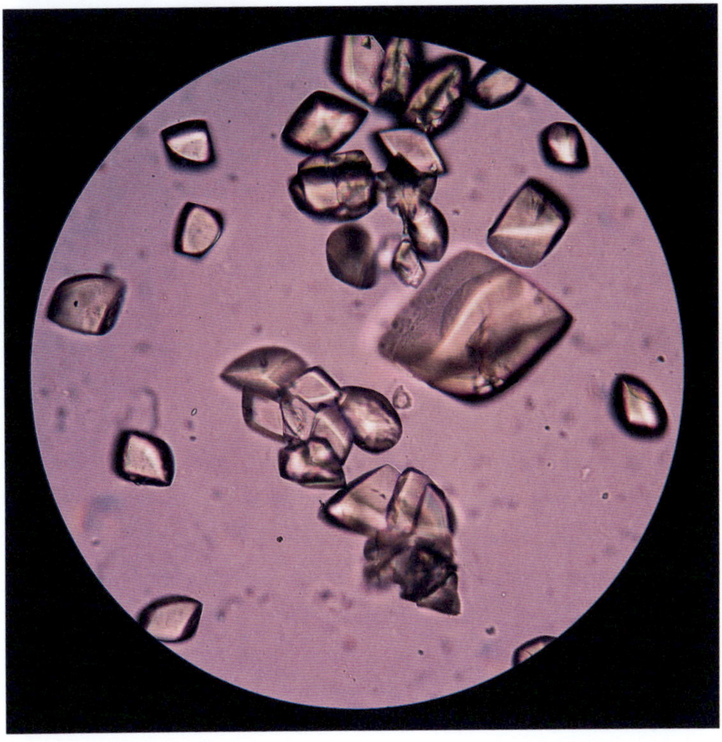

Harnsäurekristalle unter dem Mikroskop.

Egal, ob die Purine mit der Nahrung in Ihren Körper gelangen oder ob sie durch den Abbau von Körperzellen entstehen: Sie werden im Körper biochemisch umgebaut und über Zwischenstufen in Harnsäure umgewandelt. Die überschüssige Harnsäure wird zu 80 Prozent über die Nieren und den Harn ausgeschieden, zu etwa 20 Prozent über den Darm. Dafür muss sich die Harnsäure allerdings in einer löslichen Form befinden. Diese Löslichkeit hat eine Obergrenze von 6,0 mg/dl Blut. Liegt die Konzentration an Harnsäure höher, weil über die Nieren und den Darm dauerhaft weniger Harnsäure ausgeschieden wird, als im Körper produziert wird, kristallisiert sie zu sogenannten Uratkristallen aus. Dabei bilden sich nadelspitze Harnsäurekristalle, die über den Blutkreislauf transportiert werden und sich vorzugsweise an Gelenken und Weichteilen ansammeln. Dort reizen sie das Gewebe. Immunzellen strömen ein und setzen Botenstoffe frei, die eine Entzündung hervorrufen.

Mit der Zeit entstehen an den Stellen größere Ansammlungen an Harnsäurekristallen. Bei fortschreitender Krankheit bilden sich Gichtknoten, sogenannte Tophi (Einzahl: Tophus). Sie führen verstärkt zu schmerzhaften Entzündungen in Gelenken, Schleimbeuteln, Sehnen oder der Haut. Werden sie nicht behandelt, drohen Schäden. Schlimmer: Die Kristalle können sich auch in Organen ablagern, z. B. in der Niere, und dort Funktionsstörungen verursachen. Die Gichttophi können bis zu einem Zentimeter groß werden. Man erkennt sie sogar im Röntgenbild. Sie sind in der Regel nicht schmerzhaft. In ihnen befindet sich eine weiße Flüssigkeit bzw. Masse, die hauptsächlich aus Harnsäureablagerungen besteht. Meist entstehen diese Tophi in den Gelenken, sie können sich aber auch am äußeren Rand der Ohrmuschel oder auf dem Nasenrücken bilden.

Harnsäure: der Schlüsselparameter

Harnsäure ist eine biochemische Substanz, die beim Abbau von Eiweißstoffen aus der DNA, also der Erbsubstanz in den Zellkernen, entsteht. Genauer gesagt handelt es sich um die sogenannten Purinbasen, wichtige Bausteine in der DNA. Ein vermehrter Abbau von Purinbasen und – damit verbunden – eine vermehrte Bildung von Harnsäure fällt an, wenn wir purinhaltige Lebensmittel zu uns nehmen. Dazu gehören beispielsweise Wild, Innereien wie Herz und Leber, aber auch Geflügel, Muscheln und bestimmte Fischarten (Einzelheiten siehe S. 38).

!

Eine vermehrte Bildung von Harnsäure fällt an, wenn wir purinhaltige Lebensmittel zu uns nehmen.

Auch im Blut können die Harnsäurewerte ansteigen, wenn ihre Ausscheidung beeinträchtigt ist, etwa bei stärkerem Alkoholkonsum, durch die Einnahme bestimmter Medikamente (z. B. gegen Krebs) oder bei Nierenstörungen. Wie viel Harnsäure sich im Körper befindet, hängt vom Alter, vom Geschlecht und – wie schon erwähnt – von der Ernährung jedes Menschen ab. Bei zu viel Harnsäure im Blut, also einer Hyperurikämie, kann die Harnsäure in Form von Harnsäurekristallen ausfallen.

Harnsäurewerte

Die Normwerte für den Harnsäurespiegel im Blutbild sehen folgendermaßen aus:

Männer:

Untergrenze: 3,6 Milligramm pro Deziliter (mg/dl)
Obergrenze: 8,2 Milligramm pro Deziliter (mg/dl)

Frauen:

Untergrenze: 2,3 Milligramm pro Deziliter (mg/dl)
Obergrenze: 6,1 Milligramm pro Deziliter (mg/dl)

Eine Hyperurikämie liegt vor, wenn die Harnsäurewerte im Blut bei Männern über 6,4 mg/dl und bei Frauen über 6,0 mg/dl steigen. Dann kann die Harnsäure als Harnsäurekristalle ausfallen.

Verschiedene Formen der Gicht

Primäre Gicht – angeborene Störung: Die erblich bedingte primäre Gicht betrifft 98 bis 99 Prozent der Patienten: Es ist also eine Veranlagung vorhanden, und die Gicht wird dann meist durch eine falsche Ernährung ausgelöst. Bei 80 Prozent ist eine gestörte Harnsäureausscheidung durch die Niere die Ursache dafür, dass die Harnsäurekonzentration im Blut allmählich ansteigt, bis der Wert eine kritische Grenze erreicht. Bei etwa 20 Prozent der Betroffenen geht dieser Anstieg auf eine vermehrte Harnsäurebildung aus Purinen infolge eines erblichen Enzymdefekts zurück.

Sekundäre Gicht – erworbene Störung: Die sehr viel seltenere sekundäre Gicht entsteht infolge anderer Erkrankungen oder durch Medikamente. Beispielsweise können Blutarmut, Nierenerkrankungen oder Diabetes Typ 2 dazu führen, dass die Nieren weniger Harnsäure ausscheiden, sodass die Konzentration im Blut steigt. Eine sekundäre Gicht kann sich aber auch entwickeln, wenn viele körpereigene Zellen absterben – etwa bei Leukämie –, sodass sich im Körper viele Purine bilden. Auch starkes Übergewicht, Alkoholkonsum und manche Medikamente können eine Gicht begünstigen. Ebenso vermag plötzliches Fasten einen Gichtanfall auszulösen.

Die vier Stadien der Gicht

Eine Gicht verläuft im Allgemeinen in mehreren Schritten und lässt sich in vier Stadien aufteilen:

Stadium 1: Der Harnsäurespiegel im Blut ist erhöht und mit Werten von 7 mg/dl und höher messbar. Symptome jedoch treten in diesem Stadium meist noch nicht auf.

Stadium 2: Es treten bereits die ersten Gichtanfälle auf. Das heißt, die Harnsäure ist zu den nadelspitzen Kristallen auskristallisiert, die das Immunsystem anfachen und zu akuten Entzündungsreaktionen sowie Schmerzen an den Gelenken führen.

Stadium 3: Dieses Stadium stellt die Intervalle dar, in denen sich die Gichtanfälle ereignen. In der Fachsprache werden sie auch als interkritische Phase bezeichnet, die in der Regel von Symptomfreiheit gekennzeichnet ist.

Stadium 4: In diesem letzten Stadium spricht man von chronischer Gicht. Hier lassen sich häufig bereits Deformierungen an den Gelenken erkennen, die mit mehr oder minder schmerzhaften Bewegungseinschränkungen einhergehen. Auch die Tophi, die Knötchen an den Gelenken, zeigen sich in diesem Stadium häufig. Zusätzlich können durch die starke Harnsäurebelastung Nierenfunktionsstörungen vorhanden sein.

Im Folgenden werden diese vier Stadien näher beschrieben.

Die vier Stadien der Gicht.

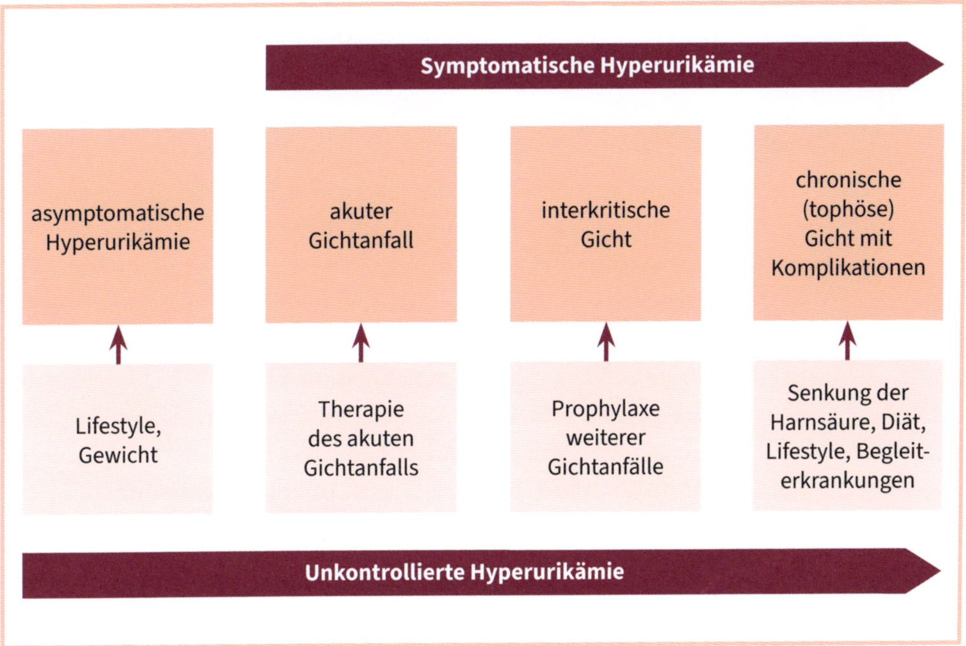

Langfristige Schäden vermeiden

Wird eine chronische Gicht nicht ausreichend behandelt, können die eingelagerten Harnsäurekristalle langfristig das Gewebe von Gelenken und Nieren schädigen. Die Ablagerung von Uratkristallen im Nierenparenchym, der Organmasse der Niere, kann die Nierenfunktion stark beeinträchtigen und im schlimmsten Fall sogar zu einer Niereninsuffizienz, also zu einem völligen Versagen des Organs, führen.

Stadium 1: Asymptomatische Gicht

!

Anfangs verläuft eine Gicht ohne Symptome oder Beschwerden.

Anfangs verläuft eine Gicht ohne Symptome oder Beschwerden. Diese Phase kann sich über Jahre oder Jahrzehnte hinziehen, bei manchen Betroffenen wird die Gicht nie akut. Die Harnsäurewerte sind in diesem Stadium ohne Symptome zwar erhöht, festgestellt wird dies meist aber eher zufällig im Rahmen einer Blutuntersuchung. In den meisten Fällen wird dieses Gichtstadium von den Betroffenen gar nicht bemerkt.

Wenn die Harnsäurekonzentration im Blut erhöht ist, also eine Hyperurikämie vorliegt, ist man eigentlich noch nicht krank. Es handelt sich jedoch um eine ernsthafte Vorstufe, die behandelt werden muss und eine nachhaltige Ernährungsumstellung erfordert. Wird die Hyperurikämie vom Arzt sorgfältig behandelt, kann das in den meisten Fällen den Ausbruch der Gicht verhindern. Unternimmt man hingegen nichts, um die erhöhten Harnsäurewerte zu senken, folgt in vielen Fällen das zweite Stadium.

Stadium 2: Der akute Gichtanfall

Wie bereits im vorangegangenen Abschnitt beschrieben, kommt es im zweiten Stadium bei einem anhaltend überhöhten Harnsäurewert im Blut zu spitzen, scharfkantigen Harnsäurekristallen, die sich in Gelenken und Geweben ablagern. Diese Harnsäurekristalle werden vom Immunsystem als Fremdkörper betrachtet und soweit möglich beseitigt. Dazu werden zum einen Entzündungsstoffe gebildet, aber auch Milchsäure. Dadurch wird das Gewebe noch saurer, und noch mehr Harnsäurekristalle entstehen.

Das führt zu einer akuten Entzündung (meist nur eines Gelenks) mit schmerzhafter Überwärmung und Schwellung. Diese Entzündung wird durch die Harnsäurekristalle ausgelöst. Da Harnsäurekristalle bei niedrigeren Temperaturen schneller entstehen, tritt der Gichtanfall am ehesten an den kühleren Körperpartien wie Zehen, Fingern, Händen, Füßen, Ellenbogen sowie Ohren auf. In 60 Prozent aller Fälle ist das Großzehengrundgelenk betroffen.

Auch der Allgemeinzustand leidet während eines Gichtanfalls. Abgeschlagenheit, Fieber, ein beschleunigter Puls sowie Kopfschmerzen können auftreten. Dieser Zustand kann ohne Behandlung mehrere Stunden oder sogar Tage andauern. Wenn schon viele akute Gichtanfälle aufgetreten sind und man sich allmählich der chronischen Gicht nähert, hören die Schmerzen nach den Anfällen nicht mehr ganz auf.

!

Wenn schon viele akute Gichtanfälle aufgetreten sind, hören die Schmerzen nach den Anfällen nicht mehr ganz auf.

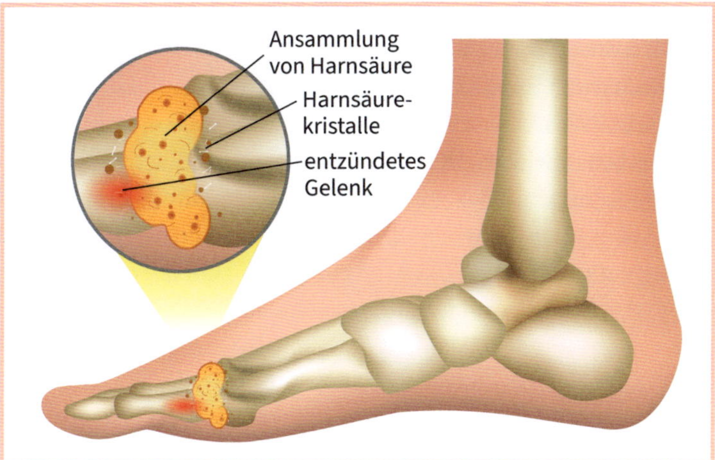

Bei einem akuten ersten Gichtanfall ist am häufigsten der Fuß bzw. das Großzehengrundgelenk betroffen.

Wenn nichts unternommen wird, kann ein akuter Gichtanfall bis zu zwei Wochen dauern. Beim ersten Mal ist in 90 Prozent der Fälle nur ein Gelenk betroffen, meistens das bereits oben erwähnte Großzehengrundgelenk. Bei älteren Patienten sind oft mehrere Gelenke in Mitleidenschaft gezogen.

Für viele Betroffene beginnt die Gicht überraschend, ohne Vorwarnung und obwohl sie sich völlig gesund fühlen, denn die erste Phase der Gicht verläuft ja in der Regel ohne Symptome. Der Harnsäurespiegel steigt an, die Harnsäurekristalle lagern sich unbemerkt ab, bis plötzlich die Entzündung da ist. Der erste Anfall tritt oft nachts im Grundgelenk des großen Zehs auf. Das sieht folgendermaßen aus: Das Gelenk schwillt an, die Haut verfärbt sich rötlich-violett, es wird heiß und tut extrem weh, Fortbewegung ist nur unter Mühen möglich. Manchmal ist es nicht einmal mehr möglich, die Socke oder den Schuh an- oder auszuziehen. Starke Schmerzen treten auf, die tagelang anhalten und von leichtem Fieber begleitet sein können. Manchmal gesellen sich Kopfschmerzen oder Erbrechen hinzu. Erst am Morgen lassen sie etwas nach, manchmal aber kehren sie während der nächsten drei bis fünf Tage wieder anfallsartig zurück. Wenn bereits der Druck der Bettdecke oder das Zuschlagen einer Zimmertür für Sie zur Tortur wird, sollten Sie spätestens jetzt einen Arzt aufsuchen.

Die Harnsäurekristalle können sich auch in der Niere absetzen, dann können sich Nierensteine bilden. Auch diese müssen Sie unbedingt behandeln lassen, um weitere Schäden zu verhindern. Alternativ zu derart plötzlichen Gichtattacken kann die Erkrankung auch völlig uncharakteristisch beginnen: beispielsweise mit Verdauungsstörungen, Übelkeit, Reizbarkeit, unklaren rheumatischen Beschwerden und Schmerzanfällen, die sich langsam steigern.

Sofort handeln und Lebensqualität erhalten

Einen Gichtanfall sollten Sie so schnell wie möglich konsequent behandeln lassen. Dann zieht er auch keine bleibenden Schäden nach sich. Ignorieren Sie ihn, wird er falsch oder unzureichend therapiert, kann er der Beginn für ein Gesundheitsproblem sein, das ein ganzes Leben lang bestehen bleibt. Zwar dauert es manchmal Jahre, bis ein erneuter Gichtanfall auftritt, aber dann werden die zeitlichen Abstände zwischen den einzelnen Anfällen immer kürzer, bis sie schließlich chronisch auftreten. Eine Zerstörung der Gelenkknorpel, der Knochen und Sehnen in den betroffenen Arealen ist nun nicht mehr aufzuhalten. Es kommt zu irreparablen Gelenkschäden mit Deformierungen und zu Bewegungseinschränkungen, die von heftigen Schmerzen begleitet werden. Warten Sie nicht, bis sich Ihre Lebensqualität derart verschlechtert!

Wenn bereits eine versteckte Neigung zu Gicht besteht, können verschiedene äußere Faktoren die Entwicklung der Krankheit befördern oder einen Anfall auslösen, vor allem der Genuss purinreicher Lebensmittel (siehe S. 40) und alkoholischer Getränke: Alkohol hemmt die Ausscheidung von Harnsäure, was den Harnsäurewert ansteigen lässt. Auch Fasten oder strenge Diäten können einen Gichtanfall zur Folge haben. Wenn Sie in kurzer Zeit viel Muskelmasse abbauen, sterben Muskelzellen ab, die Zellkerne werden aufgebrochen und Purine freigesetzt. Daraufhin steigt der Harnsäurespiegel im Blut an.

Nicht zuletzt kann körperlicher Stress, etwa durch Verletzungen, ungewöhnliche Anstrengung oder Infektionen, einen Gichtanfall auslösen: Bei massiver Überanstrengung entsteht im Körper Milchsäure, die von den Nieren ausgeschieden wird, und zwar bevor die Harnsäure an der Reihe ist. Sie hat also Zeit, sich im Blut anzusammeln, sodass es bei entsprechender Veranlagung zu einem Gichtanfall kommen kann.

!

Auch körperlicher Stress, etwa durch Verletzungen, ungewöhnliche Anstrengung oder Infektionen, kann einen Gichtanfall auslösen.

Stadium 3: Die interkritische Phase

Die Symptome von Stadium 2 und die Schmerzen können nach einigen Tagen spontan wieder verschwinden. Anschließend tritt die Krankheit in die sogenannte interkritische Phase ein, die einen Zeitraum ohne Schmerzen bezeichnet. Bis zum nächsten Gichtanfall können Monate, sogar Jahre vergehen. Dieser Zeitraum wird jedoch kürzer, und die Anfälle dauern länger, je weiter die Krankheit voranschreitet. Die Harnsäurewerte bleiben in dieser Phase weiterhin zu hoch und können zu einer vermehrten Ablagerung von Harnsäurekristallen im Gewebe führen.

Das dritte Stadium mit seiner beschwerdefreien Phase eignet sich gut, um gegebenenfalls Ihr Gewicht langsam zu reduzieren und Ihr Essverhalten nachhaltig umzustellen. Außerdem sollten Sie sich ausreichend bewegen, um dafür zu sorgen, dass Ihr Harnsäurespiegel gesunde Werte erreicht und auch so bleibt. Im besten Fall bleiben Sie dann von weiteren Anfällen verschont.

Stadium 4: Das chronische Stadium

Chronisch wird die Gicht dann, wenn sich die Gichtanfälle wiederholen. Dies ist der Fall, wenn die Betroffenen ihre Ernährung nicht ändern und die Gicht unzureichend oder gar nicht behandelt wird. Im vierten Stadium sind die Gelenke dauerhaft entzündet, was Schmerzen in Ruhe und/oder bei Bewegung zur Folge hat. Es kommt in mehreren Gelenken zu Harnsäureablagerungen, entzündlichen Reaktionen sowie Knorpel- und Knochenzerstörungen. Das betrifft ca. 40 Prozent der Erkrankten, durchschnittlich sind sieben Gelenke in Mitleidenschaft gezogen.

> !
>
> Im vierten Stadium entwickeln sich die Harnsäurekristalle zu Gichtknoten.

Im vierten Stadium entwickeln sich die Harnsäurekristalle zu den bereits erwähnten Tophi. Diese Gichtknoten bleiben in der Regel zunächst unbemerkt und schmerzen nicht. Häufig treten sie am Großzehengrundgelenk auf. Es kommt zu regelmäßig wiederkehrenden Gelenkschmerzen und schließlich zu Gelenkschäden, die nicht mehr rückgängig zu machen sind. Gichtknoten können so gut wie jedes Gelenk befallen, z. B. die Gelenke der Finger und der Zehen. Auch am äußeren Rand der Ohrmuscheln können solche derben, schmerzlosen Gichtknoten, die sogenannten Ohrtophi, auftreten. Zudem bilden sich diese knotenbildenden Ablagerungen von Harnsäurekristallen manchmal auch auf dem Nasenrücken.

Häufige Tophi sind auch die Harnsteine in den Nieren, die bei 20 bis 40 Prozent der Betroffenen auftreten. Wenn sich Harnsäurekristalle im Darm einlagern, können heftige Koliken die Folge sein. Zudem steigt die Gefahr, dass sich die Gicht auf innere Organe, etwa die Niere, ausbreitet. Dann können Nierensteine entstehen: Die Harnsäurekristalle, die sich in der Niere sammeln, bilden zu-

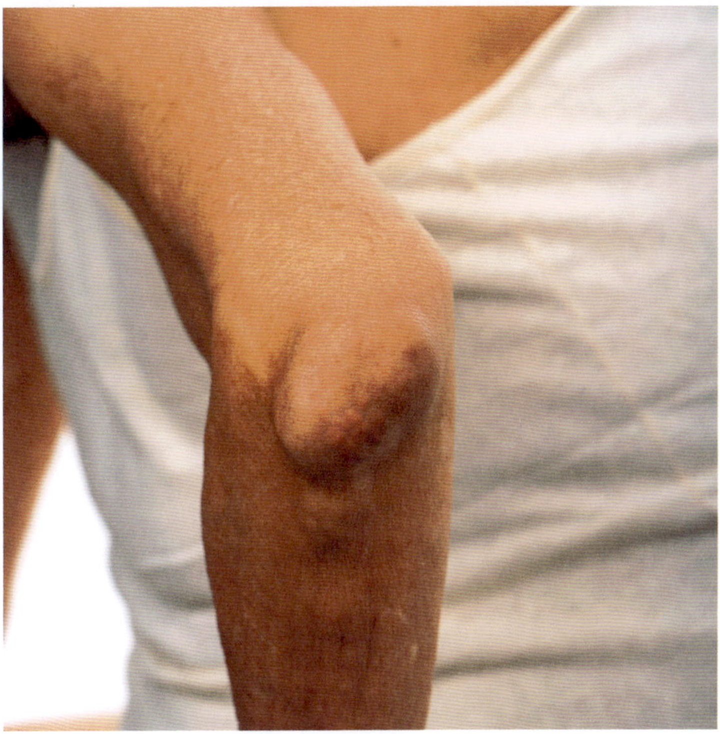

Von Gicht betroffenes Ellenbogengelenk.

nächst winzige Steine, den sogenannten Nierengrieß. Klumpt dieser zusammen, entstehen Nierensteine, die das Abflusssystem der Niere verstopfen können. Dies kann zu Bluthochdruck und bis zu Nierenversagen führen.

Gichtknoten an den Gelenken, die sich übrigens per Röntgenbild eindeutig nachweisen lassen, gehören zu den ganz typischen Symptomen der Gicht und stellen einen sicheren Beweis bei der Diagnose dieser Krankheit dar. Sie zeigen sich vorwiegend im letzten Stadium der Erkrankung. Wird rechtzeitig und vor allem richtig behandelt, kann ihre Entstehung sogar verhindert werden. Aber selbst bei einer bereits über Jahre bestehenden Gicht ist es möglich, die Knoten zu reduzieren oder vollständig abzubauen. Eine weitere Möglichkeit ist, sie operativ zu entfernen. Dieser Weg erweist sich in vielen Fällen als sinnvoll, damit es nicht zu weiteren Schädigungen der betroffenen Gelenke und Knorpel kommt.

Häufig betroffene Gelenke

Gichtknoten oder Tophi (von griechisch tophos, Tuffstein) treten an diesen Gelenken am häufigsten auf:

- Großzehengrundgelenk: 60 %
- Sprunggelenk: 14 %
- Knie: 6 %
- Fußweichteile und übrige Zehen: 2 %

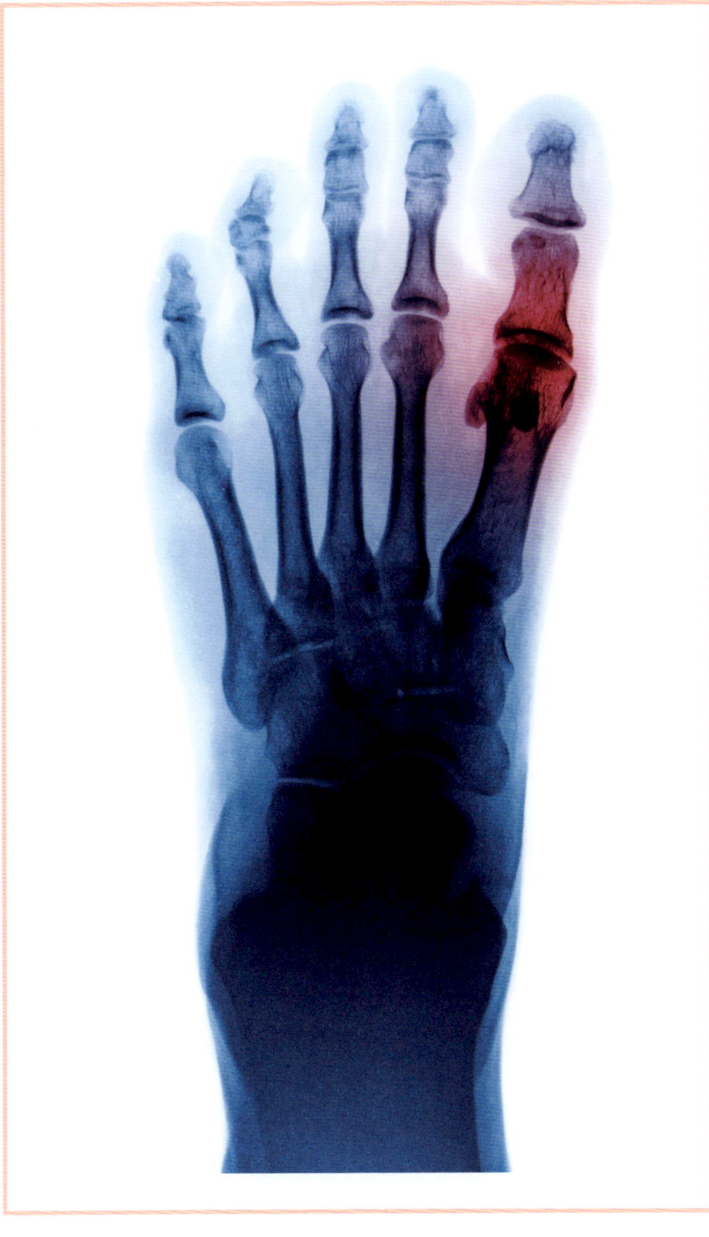

Gicht lässt sich per Röntgenbild gut nachweisen.

Diagnose und Therapie

Bei der Diagnose einer Gicht hat besonders die Abgrenzung zu Erkrankungen aus dem rheumatischen Formenkreis eine große Bedeutung, da sich hiernach auch die Therapie richtet. Diese besteht im Wesentlichen aus der Behandlung der Schmerzen und Entzündungen.

So wird Gicht festgestellt

Wenn Sie die Symptome eines akuten Gichtanfalls haben und vermuten, an Gicht zu leiden, kann Ihr Hausarzt die Diagnose stellen. Er wird Ihre Beschwerden und den Verlauf der Erkrankung abfragen. Zusätzlich lässt er den Harnsäuregehalt im Blut messen und mögliche Entzündungswerte feststellen. Das kann jedoch in die Irre führen, denn ca. 30 Prozent der Menschen mit einem akuten Gichtanfall weisen ganz normale Harnsäurewerte im Blut auf. Daher ist es sinnvoll, den Harnsäurespiegel erst einige Wochen nach einem Anfall bestimmen zu lassen.

Einen sehr sicheren Weg, um eine Gicht zweifelsfrei zu diagnostizieren, stellt die Gelenkpunktion dar. Hierbei wird mit einer Punktionsnadel etwas Gelenkflüssigkeit entnommen. Finden sich darin Harnsäurekristalle, so ist die Diagnose Gicht ganz klar gestellt. Allerdings ist das Diagnoseverfahren der Punktion aufwendig und bedeutet einen invasiven Eingriff, der mit Komplikationen wie etwa einer Infektion verbunden sein kann – wenngleich die Risiken sehr gering sind. In der Praxis wird dennoch oft eine Punktion aus diesen Gründen vermieden.

Eine weniger stark eingreifende Methode ist der sogenannte Colchicintest. Colchicin ist ein Arzneiwirkstoff, der die Fähigkeit der weißen Blutkörperchen hemmt, Harnsäure zu binden und aktiv die Entzündungsreaktion anzufachen (zur Wirkung von Colchicin siehe S. 28). Für den Test wird Betroffenen eine bestimmte Dosis an Colchicin verabreicht, die eine schmerzlindernde Wirkung entfaltet. Bei der „echten" Gicht gehen die Schmerzen dann rasch zurück. Liegt eine andere (Gelenk-)Erkrankung vor, hilft Colchicin nicht, die Schmerzen bleiben also bestehen.

!

Bei der „echten" Gicht gehen die Schmerzen nach einer bestimmten Dosis an Colchicin rasch zurück.

Sichtbare Veränderungen, die über bildgebende Verfahren erfasst werden können, treten wie schon gesagt erst im Spätstadium auf. Werden dann Gichtknoten im Weichteilgewebe entdeckt, kann das immerhin zur Therapiekontrolle eingesetzt werden, die mithilfe einer Ultraschalluntersuchung vorgenommen wird. Ergibt diese keine eindeutigen Ergebnisse, helfen Röntgenbilder weiter: Damit ist es möglich, Harnsäurekristalle und – im fortgeschrittenen Stadium – Gelenkverformungen zu erkennen.

Symptome und Beschwerden eines akuten Gichtanfalls sind meist sehr typisch, sodass ein Arzt in der Regel gleich den richtigen Verdacht haben wird. Sind Sie z. B. männlich und über 40 Jahre alt und stellen nachts plötzlich eine extrem schmerzhafte Entzündung am Zehengrundgelenk fest, nachdem Sie am Abend zuvor ordentlich gefeiert, gegessen und Alkohol getrunken haben, liegt die Diagnose Gicht nahe.

Möglicherweise treten aber auch zunächst Fieber, Kopfschmerzen und Übelkeit auf und erst etwas später nicht ganz so heftige Gelenkschmerzen. Auch dies kann ein akuter Gichtanfall sein. Sind die Symptome nicht eindeutig, wird Ihr Arzt weitere Untersuchungen veranlassen.

Gicht – oder doch Rheuma?

In manchen Fällen zeigt sich die Krankheit nicht mit solch typischen Symptomen, und dann kann die Unterscheidung zu anderen Erkrankungen der Gelenke schwierig werden. Hier kommen besonders in Betracht:

- eine Arthritis, d. h. eine akute Gelenkentzündung, ausgelöst beispielsweise durch Krankheitserreger wie Bakterien oder Viren.

- eine Arthrose, also eine degenerative Verschleißerkrankung der Gelenke, die mit Schmerzen und entzündlichen Schüben einhergehen kann.
- eine chronische Polyarthritis, auch rheumatoide Arthritis genannt, die chronische Entzündungsschübe aufweist und zu einer Zerstörung des Gelenkknorpels führen kann.

Besonders die rheumatoide Arthritis kann bei der Diagnosestellung mit einer Gicht verwechselt werden. Beide Krankheitsbilder ähneln sich nämlich sowohl in ihrer akuten als auch in der chronischen Phase und beide befallen die Gelenke: In der akuten Phase schwillt das Gelenk an, es wird heiß, rötet sich und kann starke Schmerzen hervorrufen. Zwar sind die Schmerzen bei einem akuten Gichtanfall zumeist heftiger als bei einer rheumatoiden Arthritis – das alleine lässt aber noch keinen hundertprozentigen Rückschluss zu, dass es sich wirklich um eine Gicht handelt.

Im chronischen Verlauf können beide Erkrankungen, vor allem, wenn sie unerkannt und unbehandelt bleiben, zu Deformierungen an den Gelenken führen, die sich nicht klar abgrenzen lassen und jeder der beiden Krankheiten zugeordnet werden könnten. Holen Sie im Zweifel eine ärztliche Zweitmeinung ein, um Fehler auszuschließen.

Gicht medizinisch behandeln

> !
>
> Der akute Gichtanfall ist einer der schmerzhaftesten Anfälle überhaupt.

Der akute Gichtanfall ist einer der schmerzhaftesten Anfälle überhaupt. Betroffene Menschen können nicht mehr gehen, kaum noch stehen, krümmen und winden sich und verlangen vom Arzt nach schneller Hilfe. So schmerzhaft Gicht auch sein mag, sie lässt sich glücklicherweise in der Regel gut behandeln. Bei einem akuten Gichtanfall geht es zunächst darum, die Entzündungen zu beseitigen und Ihre Schmerzen zu lindern. Dafür wird Ihr Arzt Ihnen normalerweise Medikamente verordnen. Danach geht es darum, Ihre Harnsäurewerte zu senken und vor allem nachhaltig zu regulieren, was Ihnen durch eine Umstellung der Ernährungsgewohnheiten gelingen sollte.

Sollten Sie schon frühzeitig bemerken, dass Sie Gicht oder die Veranlagung dazu haben, ergreifen Sie rechtzeitig die entsprechenden Maßnahmen. So können Sie die Symptome auch ohne Medikamente unter Kontrolle halten. Dabei bedeutet „rechtzeitig" bereits nach dem ersten akuten Anfall oder sogar früher.

Die zwei Säulen der Gichtbehandlung

1. Therapie des akuten Gichtanfalls
2. Therapie der chronischen Gicht und Regulierung der Harnsäurewerte

Glücklicherweise ermöglichen gute Therapeutika heute eine wirksame Schmerztherapie, die Langzeitstudien standhält und im Falle eines akuten Gichtanfalls sehr gute Wirkungen erzielt.

Um die starken Schmerzen bei einem akuten Gichtanfall schnell zu lindern, gibt es verschiedene Medikamente. Im Folgenden stelle ich Ihnen die verschiedenen Möglichkeiten der medikamentösen Therapie vor: nicht-steroidale Antirheumatika (NSAR), Colchicin, Kortisonpräparate und Interleukin-1-Blocker.

Nicht-steroidale Antirheumatika

Sogenannte nicht-steroidale Antirheumatika, abgekürzt NSAR, sind nicht nur bei rheumatischen Erkrankungen einsetzbar, sondern auch bei einem akuten Gichtanfall, da sie die Schmerzen effektiv lindern und die Entzündung im betroffenen Gelenk hemmen. Die Bezeichnung „nicht-steroidal" bedeutet, dass es sich nicht um Kortison oder ähnliche Mittel handelt. Wirkstoffe sind z. B. Ibuprofen, Diclofenac oder Indometacin. Letzteres ist das Mittel der Wahl bei einem akuten Gichtanfall, es wirkt relativ zuverlässig gegen die Schmerzen und die Entzündung.

!

NSAR lindern die Schmerzen effektiv und hemmen die Entzündung im betroffenen Gelenk.

Das Nebenwirkungsspektrum der NSAR schränkt ihre Verordnungsfähigkeit ein, trotzdem sind sie bei der Behandlung von Gicht immer noch das Mittel der ersten Wahl. Prüfen Sie dennoch, ob sie wirklich das geeignete Mittel für Sie sind:

- Wenn aus der Vergangenheit Magengeschwüre oder eine chronische Magenschleimhautentzündung bekannt sind, steigt das Risiko, unter unerwünschten Wirkungen auf den Magen-Darm-Trakt zu leiden.
- Sollten Sie Marcumar oder andere gerinnungshemmende Medikamente einnehmen, sollten Sie das unbedingt Ihrem Arzt mitteilen. In der Regel sollte Marcumar nicht mit NSAR kombiniert werden.
- Bei älteren Menschen sollte die regelmäßige Einnahme von NSAR mit einer engmaschigen Überwachung von Blutbild sowie Leber- und Nierenwerten einhergehen.
- Im letzten Drittel der Schwangerschaft sollten NSAR nicht eingenommen werden.

Übrigens: Acetylsalicylsäure (Aspirin) behindert die Ausscheidung der Harnsäure und sollte deshalb bei Gicht nicht eingenommen werden!

Colchicin

Das am längsten bekannte Medikament zur Linderung und auch zur Vorbeugung eines akuten Gichtanfalls ist Colchicin. Es wird aus der Herbstzeitlose, einer Blume und Heilpflanze, gewonnen, ist aber kein sanftes Pflanzenheilmittel, sondern muss sorgsam dosiert werden, da es in höheren Dosen die Zellteilung stoppt und somit giftig wirkt.

Zwar überzeugt Colchicin durch seine hohe Wirksamkeit in Bezug auf die Schmerzlinderung in den Gelenken, wegen seiner zahlreichen Nebenwirkungen wird es von Ärzten jedoch nur als Medikament zweiter Wahl nach den NSAR eingesetzt. Nebenwirkungen können sein:

- Colchicin beeinflusst die Darmschleimhaut negativ.
- Bei der Einnahme von höheren Dosen kann es zu Durchfall kommen. Diese Nebenwirkung ist ernst zu nehmen, die Anwendung muss sofort beendet werden.
- Zu den häufigsten Nebenwirkungen zählen Übelkeit, Bauchschmerzen und Erbrechen.
- Auch Benommenheit, Muskelschmerzen, Muskelschwäche und Hautprobleme wie Juckreiz kommen vor.
- Vor allem bei älteren Menschen können Nieren- und Leberfunktionsstörungen auftreten.

Nach Studien der letzten Jahre und gemäß der „Leitlinie Gichtarthritis – fachärztliche Versorgung“ von 2016 (zu finden im Internet) wird das Präparat inzwischen niedriger dosiert. Dies reicht in der Regel, um einen akuten Gichtanfall erfolgreich zu behandeln. Bei geringeren Mengen treten Nebenwirkungen viel seltener und weniger intensiv auf.

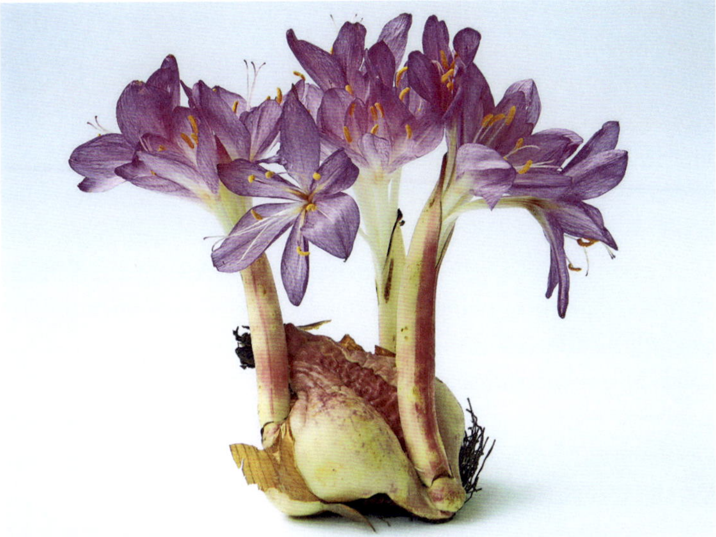

Das Medikament Colchicin wird aus den Samen der Herbstzeitlosen gewonnen.

!

Die Einnahme von Kortison ist bei Gicht in der Regel nicht erforderlich.

Kortisonpräparate

Die Einnahme von Kortison ist bei Gicht in der Regel nicht erforderlich. Bei nicht ausreichender Wirksamkeit oder Unverträglichkeiten von NSAR und Colchicin können laut der „Leitlinie Gichtarthritis“ Glukokortikoide bei der Behandlung eines akuten Gichtanfalls das dritte Mittel der Wahl sein. Kortisonpräparate, z. B. Prednisolon, werden auch als Glukokortikoide oder steriodale Antirheumatika bezeichnet. Sie wirken genau wie die nicht-steriodalen Antirheumatika bei einem akuten Gichtanfall, indem sie die Aktivitäten entzündungsfördernder Botenstoffe im Körper reduzieren, Schmerzen lindern und die Entzündung hemmen. Sie können entweder oral als Tabletten eingenommen werden oder werden per Spritze direkt in das Gelenk injiziert, um die Wirkung zu beschleunigen.

Kortison hat einen schlechten Ruf, da es ernsthafte Nebenwirkungen hat, wenn es über längere Zeit eingenommen wird. Diese Nebenwirkungen sind aber bei einer kurzfristigen Einnahme zur Behandlung eines Gichtanfalls nicht zu befürchten – dennoch sollte es nur zeitlich begrenzt verwendet werden. Als Dauertherapie ist Kortison nicht zu empfehlen.

!

Interleukin-1 ist ein entzündungsfördernder Botenstoff, der bei Menschen mit Gicht vermehrt vorkommt.

Interleukin-1-Blocker

Interleukin-1-Blocker wie Canakinumab sind eine neuere Therapieoption, wenn Sie unter chronischer Gicht leiden, weitere Erkrankungen wie eine schwergradige Niereninsuffizienz aufweisen oder wenn Sie andere Medikamente wie NSAR und Colchicin nicht vertragen oder nehmen dürfen. Es wirkt zielgerichtet und hat eine schnelle Entzündungshemmung und Schmerzreduktion zur Folge. Nebenwirkung kann Kopfweh sein.

Was Sie selbst tun können

Über die Medikamente hinaus, die Ihnen Ihr Arzt bei einem akuten Gichtanfall verschreiben wird, können Sie selbst Maßnahmen ergreifen, um die Schmerzen und die Entzündungen effektiv zu lindern.

- Stellen Sie das betroffene Gelenk ruhig und lagern Sie es hoch, damit weniger Körpergewicht darauf wirkt. Eine Studie konnte zeigen, dass die korrekte Lagerung des Gelenks bei einem akuten Gichtanfall positiv wirken kann.
- Wenn es nicht anders geht, halten Sie Bettruhe. Achten Sie darauf, dass die Bettdecke nicht das empfindliche Gelenk berührt.
- Machen Sie mehrmals täglich kalte Umschläge oder legen Sie Eisbeutel auf. Warme Anwendungen können angenehm sein, wenn Sie keinen akuten Gichtanfall haben. Viele Tipps dazu finden Sie ab S. 111.
- Ernähren Sie sich leicht und purinarm (siehe S. 41).
- Soweit aus medizinischer Sicht nichts dagegensteht, trinken Sie täglich mindestens zwei Liter Flüssigkeit.
- Vermeiden Sie sehr üppige Mahlzeiten und verzichten Sie auf Alkohol.
- Wenn die Schmerzen verschwunden sind, hilft körperliche Aktivität dabei, den Harnsäurespiegel zu senken. Achten Sie jedoch darauf, extreme körperliche Anstrengung und Unterkühlung zu vermeiden, weil es dadurch unter Umständen erneut zu Anfällen kommen kann.

Langzeittherapie

Das Ziel der Behandlung einer chronischen Gicht ist eine Reduzierung der Harnsäurewerte auf unter 6 mg/dl, und zwar durch eine Kombination von harnsäuresenkenden Medikamenten mit einer gezielten Ernährungsumstellung.

!

Wenn die akuten Beschwerden eines Gichtanfalls vorüber sind, können Sie erst einmal aufatmen.

Wenn die akuten Beschwerden eines Gichtanfalls vorüber sind, können Sie erst einmal aufatmen. Jetzt ist es Zeit, sich Gedanken über die Zukunft zu machen und langfristig Dinge zu ändern, um weitere Gichtanfälle zu verhindern und ein Fortschreiten der Erkrankung aufzuhalten. Die Ernährung steht hier auf der einen Seite, auf der anderen Seite stehen Ihnen zwei Arten von Medikamenten zur Verfügung, die Sie nach Abklingen der akuten Entzündung anwenden dürfen, um Ihre Harnsäurewerte dauerhaft zu senken:

- Medikamente, die die Ausscheidung von Harnsäure fördern,
- Medikamente, die die Bildung von Harnsäure blockieren und
- Kombinationspräparate

Urikosurika – „Harnsäure-Ausscheider“: Diese Arzneimittel unterstützen die Harnsäureausscheidung. Die wichtigsten Wirkstoffe sind Probenecid und Benzbromaron. Beide hemmen den Abbau von Harnsäure im Körper und vermindern so deren Konzentration im Blut. Dadurch können sich keine neuen Gichtknoten bilden, bereits bestehende können teilweise sogar abgebaut werden. Nachteil: Urikosurika belasten die Nieren und dürfen bei Erkrankungen der Niere nicht eingenommen werden.
Urikostatika – „Harnsäure-Blocker“: Das sind Medikamente, die die Harnsäuresynthese hemmen. Das bedeutet, sie verhindern, dass die mit der Nahrung aufgenommenen Purine zu Harnsäure abgebaut werden. Am häufigsten kommt hier der Wirkstoff Allopurinol zur Anwendung. Urikostatika sind zwar meist gut verträglich, wenn Sie sie jedoch dauerhaft anwenden, können verschiedene Nebenwirkungen auftreten. Daher wird dieser Wirkstoff in der Regel nicht bei einer leichten Hyperurikämie eingesetzt, sondern erst,

wenn der Harnsäurewert in der Blutflüssigkeit höher als 8,5 mg/dl liegt. Achtung: Für den akuten Gichtanfall ist Allopurinol nicht geeignet, denn das würde den Anfall verstärken! Zudem kann es vorkommen, dass zu Beginn der Behandlung ein akuter Gichtanfall ausgelöst wird. Ein weiterer Wirkstoff dieser Kategorie ist Febuxostat. Mit seiner Hilfe erreichen prozentual mehr Betroffene den Harnsäurezielwert von 6 mg/dl als mit Allopurinol.

Kombinationspräparate: Wenn selbst eine Umstellung auf eine purinarme Ernährung bei Ihnen nicht erfolgreich war, können Kombinationspräparate mit Allopurinol zum Einsatz kommen. Dies trifft bei erhöhten Harnsäurespiegeln als Folge von Erkrankungen wie Nierenschäden, Blutarmut oder der Einnahme von Medikamenten wie Entwässerungsmitteln zu. Kombipräparate haben jedoch den Nachteil, dass Benzbromaron die Ausscheidung von Allopurinol (bzw. seines Zwischenprodukts Oxipurinol) beschleunigt, was wiederum die Wirksamkeit von Allopurinol beeinträchtigt.

Ohne Ernährungsumstellung geht nichts

Die eigentliche Therapie der chronischen Gicht – und damit der Senkung der Harnsäurewerte – besteht jedoch langfristig immer in einer gezielten Ernährungsumstellung und Änderung der Lebensgewohnheiten. Auch natürliche Heilmittel haben einen festen Platz in der ganzheitlichen Behandlung von Stoffwechselerkrankungen wie der Gicht. Hierzu finden Sie in den folgenden Kapiteln viele Informationen und wertvolle Tipps.

Das Wichtigste im Überblick

- Der Gichterkrankung liegt ein Fehler im Stoffwechsel der Harnsäure zugrunde. Die Harnsäure ist das letzte Abbauprodukt der Purine, kleiner Eiweißstoffe, die mit der Nahrung aufgenommen werden oder beim Zellabbau anfallen. Ist zu viel Harnsäure im Blut, bilden sich Uratkristalle, die sich in den Gelenken und den Nieren einlagern können.
- Die Stoffwechselkrankheit kann akut als äußerst schmerzhafter Gichtanfall auftreten oder chronisch und in Schüben verlaufen. Es können alle Gelenke betroffen sein. In der überwiegenden Mehrzahl tritt Gicht am Großzehengrundgelenk auf.
- Beim Gichtanfall kommt es innerhalb weniger Stunden zu immer heftiger werdenden Schmerzen an einem oder mehreren Gelenken. Die Regionen rund um die betroffenen Gelenke schwellen an, werden rot und heiß, die Haut glänzt. Es kann leichtes Fieber auftreten. Bei Gicht am Großzehengelenk sind Schmerzen und Schwellung manchmal so stark, dass das Tragen von Socken und Schuhen sowie die Fortbewegung fast unmöglich werden.
- Nach dem Abklingen der Schmerzen können für ein paar Tage bis hin zu einigen Wochen Gelenkbeschwerden folgen.
- Besteht die Gicht schon länger, zeigen sich oft Gichtknoten, sogenannte Tophi, in Form von festen, weißen Klumpen unter der Haut.
- Betroffene haben häufig auch Nierenprobleme wie etwa Nierensteine. In seltenen Fällen kommt es als Folge einer Gichterkrankung zu einer ernsthaften Nierenfunktionsstörung. Eine unbehandelte Gicht birgt daher die Gefahr von dauerhaften Schäden an den Gelenken und den Nieren.
- Ganz sicher kann eine Gicht diagnostiziert werden durch eine Gelenkpunktion, bei der mittels einer Punktionsnadel ein wenig Gelenkflüssigkeit entnommen wird. Finden sich dort Harn-

säurekristalle, ist die Gicht nachgewiesen. Weniger eingreifend ist ein Colchicintest. Hierbei wird eine bestimmte Dosis des Arzneistoffs verabreicht, der schnell eine schmerzlindernde Wirkung entfaltet.

- Zur Therapie eines akuten Gichtanfalls sind NSAR Mittel der ersten Wahl, Colchicin das Mittel der zweiten und Kortisonpräparate Mittel der dritten Wahl.
- Für die medikamentöse Langzeitbehandlung einer chronischen Gicht kommen Harnsäureblocker in Betracht. Sie dienen der Senkung des Harnsäurespiegels und können so langfristig die Auswirkungen einer Gicht vermindern oder sogar verhüten.
- Die beste Prävention ist eine gezielte Ernährungsumstellung. Sie hilft effektiv, die Harnsäurewerte auf natürliche und nebenwirkungsfreie Weise zu senken und den Stoffwechselhaushalt insgesamt zu normalisieren.

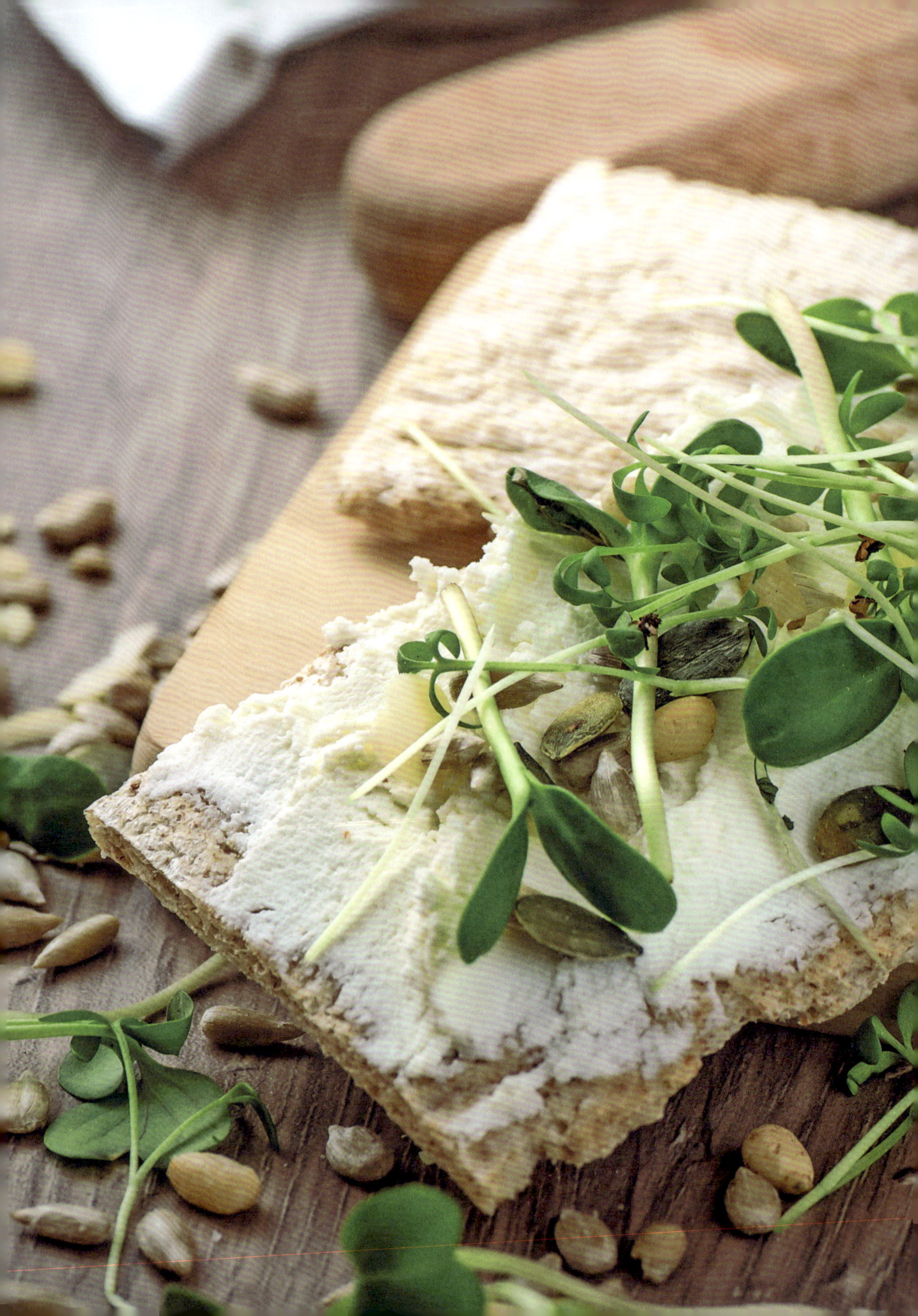

GESUNDE ERNÄHRUNG – DER SCHLÜSSEL ZU EINER ERFOLGREICHEN THERAPIE

„Der Mensch ist, was er isst.“ Dieses Sprichwort stammt von dem Philosophen Ludwig Feuerbach (1804–1872). Ob der Denker damals schon ahnte, was heute der Wissenschaft immer klarer wird? Nämlich, dass eine gesunde Ernährung einen extrem positiven Einfluss auf praktisch alle Erkrankungen hat – und damit auch auf die Gicht. Mit einer ausgewogenen, purinarmen Ernährung stehen Ihre Chancen sehr gut, die Gicht in den Griff zu bekommen und einen erneuten Gichtanfall zu verhindern. Ein weiterer wichtiger Bestandteil der Therapie ist, Übergewicht abzubauen. Wie Ihnen das gelingt, erfahren Sie in diesem Kapitel.

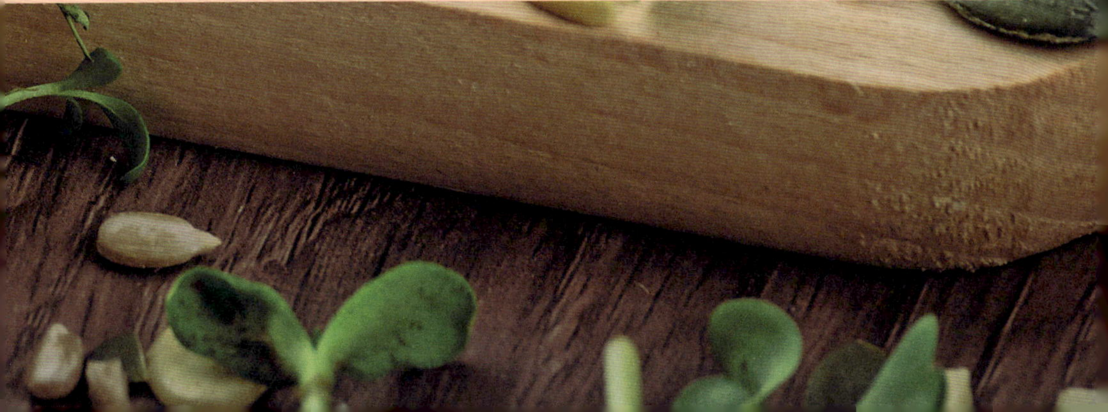

Richtig essen bei Gicht

In unserer Nahrung verstecken sich unzählige hoch aktive und wirkungsvolle Substanzen – Stoffe, mit denen wir unsere Gesundheit, unsere Vitalität und unser Wohlbefinden steuern können. Auch der berühmte griechische Arzt Hippokrates (5. Jh. v. Chr.) hatte den Gesundheitswert von guter Ernährung erkannt, als er sagte: „Eure Lebensmittel sollen eure Heilmittel sein."

Heute – fast 2500 Jahre später – ist diese Weisheit aktueller denn je. Denn Mediziner und Ernährungswissenschaftler entdecken mehr und mehr, wie wichtig eine ausgewogene Ernährung zur Vorbeugung von chronischen Krankheiten ist. Vor allem beim metabolischen Syndrom – einer Kombination verschiedener Risikofaktoren wie Übergewicht, erhöhte Blutfettwerte, erhöhte Blutzuckerwerte (Diabetes!) und erhöhte Blutdruckwerte, was unter anderem zu Arteriosklerose oder Herzinfarkt führen kann – spielt der Ernährungsfaktor eine ganz zentrale Rolle. Denn in zahlreichen wissenschaftlichen Studien konnte bewiesen werden, dass eine einseitige Kost mit zu viel Fleisch, zu vielen Süßigkeiten, zu viel Fast Food und zu viel Fertigessen krank machen kann und das Risiko für Stoffwechselkrankheiten wie die Gicht stark erhöht.

!

Eine einseitige Ernährung mit zu viel Fleisch, zu vielen Süßigkeiten und zu viel Fertigessen kann krank machen und das Risiko für Gicht stark erhöhen.

Eine ausgewogene, abwechslungsreiche und maßvolle Ernährung, die das vielfältige Angebot der Natur nutzt und alle wichtigen Nähr- und Vitalstoffe für unseren Organismus enthält, ist ein wahrer Gesundbrunnen und vermag sogar chronische Krankheiten zu heilen – so wie es schon Hippokrates in der Antike, im Mittelalter Hildegard von Bingen und im 19. Jahrhundert Pfarrer Sebastian Kneipp und viele andere große Heilkundige der vergangenen Jahrhunderte erkannten.

Purinarm essen – wie geht das?

Gichtkrank zu sein ist kein Spaß. Das „Gute" an der Gicht ist jedoch, dass Sie die Möglichkeit haben, die Krankheit mithilfe der Ernährung mit hoher Wahrscheinlichkeit gut in den Griff zu bekommen. Dafür brauchen Sie weder extreme Diäten einzuhalten noch zum Vegetarier zu werden. Ihre Aufgabe ist es, allein auf eine ausgewogene Aufnahme von Nährstoffen zu achten. Das klappt am besten, wenn Sie den Puringehalt von Lebensmitteln kennen. So sind Sie in der Lage, die Lebensmittel auszuwählen, die für Sie passen. Wenn Ihnen das gelungen ist, können Sie Ihre Ernährung dauerhaft umstellen, um in Zukunft Ernährungsfehler zu vermeiden und Ihr persönliches Idealgewicht zu erreichen und zu halten.

Wie Sie inzwischen wissen, wird Gicht in den meisten Fällen durch eine falsche Ernährung ausgelöst. Stellen Sie Ihre Ernährung um, ist dies der wirksamste und ungefährlichste Weg, um sowohl akute Gichtanfälle als auch eine chronische Gicht zu vermeiden, aber auch mit chronischer Gicht deutlich besser zu leben. Das Ziel einer gesunden Ernährung ist, Ihre Harnsäurewerte unter 6 mg/dl zu halten, damit die Harnsäure im Blut löslich bleibt. Das gelingt, wenn Sie pro Tag mit der Nahrung nicht mehr als 170 mg Purine aufnehmen. Daraus stellt der Körper etwa 400 mg Harnsäure her.

> !
>
> Gicht wird in den meisten Fällen durch eine falsche Ernährung ausgelöst.

Purinreiche Lebensmittel: Purinreich sind vor allem Innereien wie Bries, Nieren und Leber sowie Muskelfleisch und Wurst. Relativ viele Purine befinden sich auch in der Haut von Geflügel und Fisch sowie in der Schwarte vom Schwein. Hering, Sprotten, Sardinen oder Lachs und Meerestiere wie Hummer und Miesmuscheln haben ebenfalls viele Purine. Um Ihren erhöhten Harnsäurespiegel zu senken, sollten Sie diese Lebensmittel konsequent weglassen. Auch einige pflanzliche Lebensmittel sind reich an Purinen, etwa Hülsenfrüchte wie Bohnen, Sojabohnen und Erbsen. Diese Lebensmittel und daraus hergestellte Produkte sollten nicht zu häufig auf den Tisch kommen. Entfernen Sie auch große Mengen an

Haushalts- und Fruchtzucker aus Ihrem Speiseplan. Auch Alkoholexzesse sollten der Vergangenheit angehören, um Gichtanfällen oder Nierensteinkoliken keine Chance zu geben.

Purinreiche Lebensmittel in der Übersicht:

- Fleisch allgemein, Geflügel, Wild, Innereien, Wurst
- Fisch (Hering, Sardinen, Makrelen und Thunfisch, Schalen- und Krustentiere)
- Kruste von Fleisch, Haut von Fisch und Geflügel
- geräucherte Fisch- und Fleischwaren
- Hefe
- Limonaden, Joghurt und andere Produkte, die mit Fruktose gesüßt sind
- Bier und Spirituosen. Wein in geringen Mengen (ein Glas pro Tag) ist erlaubt

Purinarme Lebensmittel in der Übersicht:

- Gemüse (auch purinreiche wie Hülsenfrüchte und Spinat sind erlaubt)
- Obst in Maßen
- Eier
- Fettarme Milch und Milchprodukte
- Brot, Teigwaren und Getreideflocken
- Fette und Öle
- Kaffee, auch koffeinfrei
- Mineralwasser, ungesüßte Kräuter- und Früchtetees (mindestens zwei Liter pro Tag)

Eine ausführliche Tabelle mit den Puringehalten von Lebensmitteln finden Sie im Anhang dieses Buches auf S. 125.

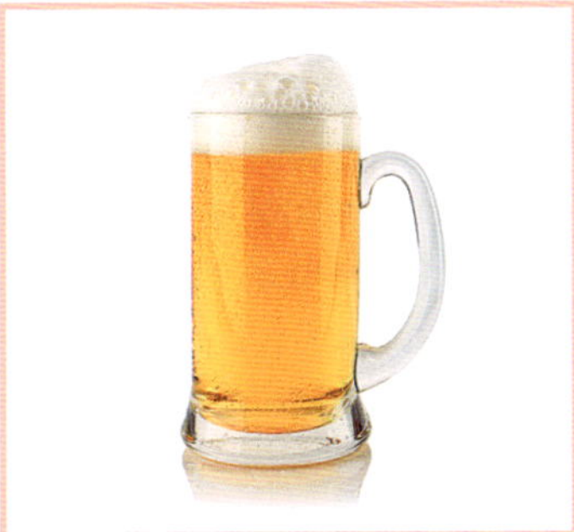
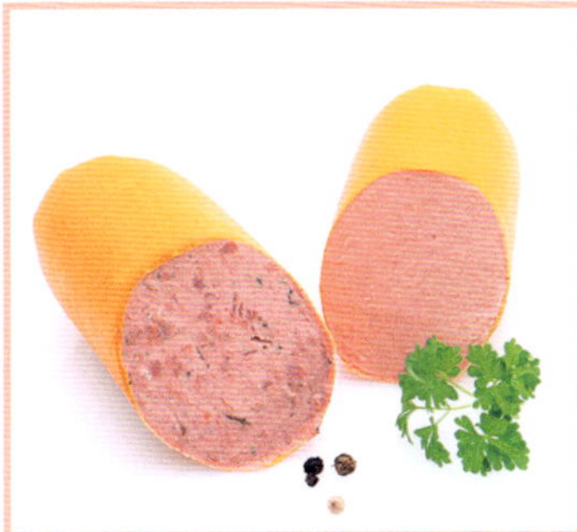
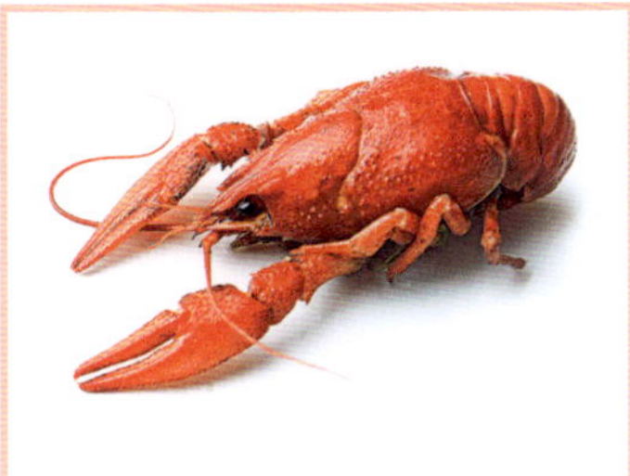
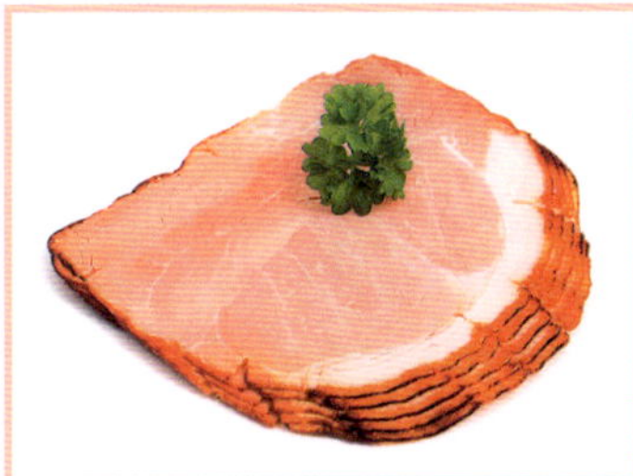

Einige Beispiele für purinreiche Lebensmittel, die es zu meiden gilt.

Die purinarme Kost

Wie gerade beschrieben, gilt die Faustregel: Um Gichtanfälle und ein Fortschreiten der Gicht zu verhindern, müssen Sie die Menge der mit der Nahrung aufgenommenen Purine auf etwa 170 mg begrenzen, damit pro Tag nicht mehr als rund 400 mg Harnsäure produziert werden, denn aus 1 mg Purine entstehen 2,4 mg Harnsäure.

In einigen Fällen müssen Sie am Anfang jedoch etwas strenger sein. Je nachdem, wie hoch Ihre Harnsäurewerte sind und ob Sie die Therapie mit Medikamenten unterstützen, wird Ihnen Ihr Arzt eine purinarme oder eine streng purinarme Kost empfehlen.

Purinarme Kost: Bei der purinarmen Kost dürfen Sie einmal am Tag maximal 100 g Fleisch, Wurst oder Fisch essen und täglich nicht mehr als ein Glas Wein oder Bier trinken. Innereien, purinreiche Fischsorten, Krustentiere, Hülsenfrüchte und größere Mengen Alkohol sind verboten. Diese Kost reicht normalerweise aus, um einem Gichtanfall vorzubeugen.

Streng purinarme Kost: Eine streng purinarme Kost ist nur in besonderen Fällen nötig, etwa wenn Sie keine harnsäuresenkenden Medikamente einnehmen können. Bei der strengen Variante nehmen Sie täglich nicht mehr als 125 mg Purine zu sich. Daraus entstehen rund 300 mg Harnsäure. Sie dürfen bei der streng purinarmen Kost ein- bis zweimal pro Woche 100 g Fleisch, Wurst und Fisch essen. Tabu sind Innereien, bestimmte Fischsorten, Krustentiere und Hülsenfrüchte. Im Unterschied zur purinarmen Kost sollten Sie Alkohol ganz weglassen.

Um Ihren Zielwert einzuhalten, können Sie mithilfe einer Küchenwaage und einer Lebensmitteltabelle Ihre Tagespurinmengen im Blick behalten. Es gibt auch verschiedene Apps, die Sie dabei unterstützen, z. B. von der Deutschen Gicht-Liga e.V. (www.gicht-liga.de/purinrechner).

!

Um Ihren Zielwert einzuhalten, können Sie mithilfe einer Küchenwaage und einer Lebensmitteltabelle Ihre Tagespurinmengen im Blick behalten.

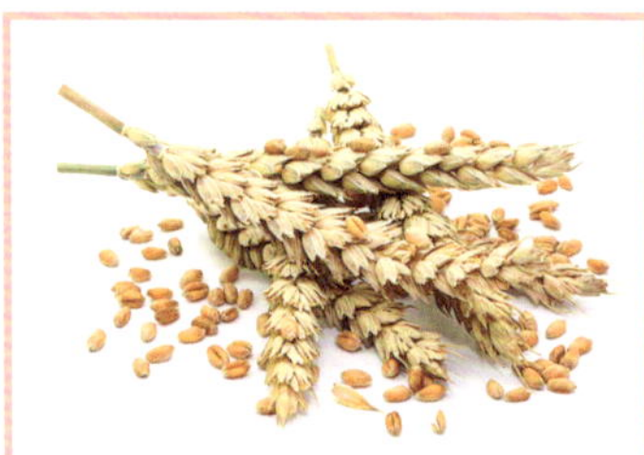
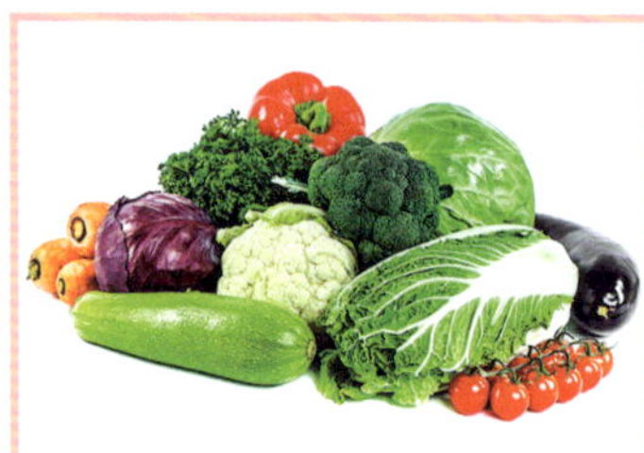
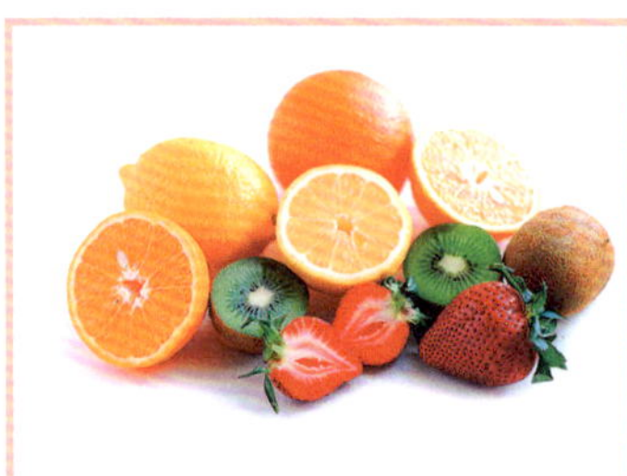
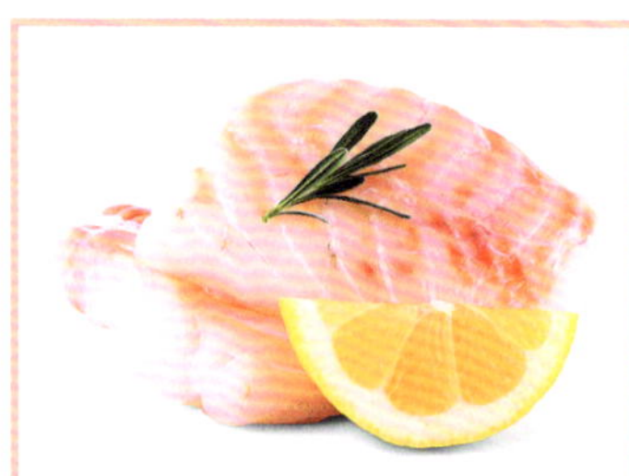

Einige Beispiele für purinarme Lebensmittel, die ohne Bedenken auf den Speiseplan dürfen.

Letztendlich ist es nicht schwer, eine purinarme Ernährung im Alltag umzusetzen. Am Anfang müssen Sie sich zwar mit ein paar Regeln vertraut machen und Ihre bisherigen Ernährungsgewohnheiten auf den Prüfstand stellen, aber sobald Sie wissen, wo Sie ansetzen müssen, fangen Sie einfach an. Sie werden feststellen, dass es leichter ist als gedacht, sich auf andere Nahrungsmittel einzustellen. Dann gelingt es auch leichter, konsequent zu sein.

Den Puringehalt verringern

Sie können den Puringehalt von Lebensmitteln in gewissen Grenzen beeinflussen, je nachdem, wie Sie Ihre Vorräte lagern, zubereiten und verarbeiten. Beispielsweise erhöht sich der Harnsäurespiegel im Blut durch gelagertes Fleisch und gelagerten Fisch stärker als durch frische Ware, was auf chemische Prozesse während der Lagerung zurückzuführen ist. Daneben ist Kochen günstiger als Braten, da beim Kochen ein Teil der Purine ans Kochwasser abgegeben wird (der Puringehalt kann sich dadurch um etwa zehn bis 20 Prozent verringern). Verwenden Sie daher Kochwasser niemals weiter, sondern gießen Sie es ab. Eine weitere Maßnahme zur Senkung der Purinaufnahme ist es, bei Fisch und Geflügel die Haut zu entfernen.

Frische Kost – am besten bio

Suchen Sie Ihre Lebensmittel sorgfältig aus und achten Sie auf eine gute Qualität sowie auf Frische. Wählen Sie möglichst oft Gemüse, Obst und Vollkornprodukte aus biologischem Anbau. Auch bei Milchprodukten, Eiern, Fisch, Fleisch- und Wurstwaren sollten Sie auf Bioqualität achten, die immer häufiger und inzwischen selbst beim Discounter zu einem gleichen oder nur geringfügig höheren Preis zu finden ist. Obst, Gemüse und Salat aus Bioanbau liefern meist mehr Vitamine, Mineralstoffe, Spurenelemente und andere wertvolle Vitalstoffe, da sie mehr Zeit zum Wachsen und Reifen bekommen. Außerdem werden sie nicht mit Pestiziden und ande-

!

Wählen Sie möglichst oft Gemüse, Obst und Vollkornprodukte aus biologischem Anbau.

ren Schadstoffen behandelt, da ökologisch arbeitende Betriebe und Biobauernhöfe generell auf diese Art der Schädlingsbekämpfung verzichten. Die pflanzliche Nahrung ist dadurch nicht nur wesentlich gesünder für Sie, sondern Sie tragen gleichzeitig dazu bei, die Umwelt zu schonen.

Was das Fleisch betrifft, so haben zahlreiche Untersuchungen gezeigt, dass ein Schnitzel vom Biometzger saftiger und gehaltvoller ist und auch nach dem Braten mehr Substanz aufweist als Fleisch aus Massentierhaltung. Auch beim Kauf von Fisch sollten Sie auf das Nachhaltigkeitssiegel achten oder zu Bioprodukten greifen. Tierische Produkte in Bioqualität und mit Gütesiegeln garantieren eine artgerechte Haltung.

Bitte bedenken Sie aber, dass Sie möglichst wenig purinreiche Lebensmittel wie Fleisch, Innereien oder Meeresfrüchte essen sollten, in kleineren Mengen sind sie jedoch vertretbar.

Die Lebensmittelpyramide

Die Lebensmittelspyramide der Deutschen Gesellschaft für Ernährung (DGE) liefert ein anschauliches Modell dafür, welche Lebensmittel in welchen Mengen konsumiert werden sollten:

- An der Basis der Pyramide befinden sich (neben den Getränken – dazu später mehr) die Grundnahrungsmittel wie Getreideprodukte (am besten aus Vollkorn), Reis, Kartoffeln, außerdem reichlich Frischkost in Form von Gemüse, Obst und Salat.
- Der Mittelteil der Pyramide beinhaltet Milchprodukte wie Milch, Joghurt und Käse, darüber hinaus Fleisch, Geflügel, Fisch, Eier. Diese Nahrungsmittel sind ebenfalls wichtig, brauchen aber nur in kleineren Mengen konsumiert zu werden. So reichen beispielsweise zwei Fleisch- bzw. Fischmahlzeiten pro Woche.
- Die Spitze der Pyramide bilden die Nahrungsmittel, die sparsam und nur ausnahmsweise verzehrt werden sollten – allen voran Fettes und Süßes. Stark zuckerhaltige Limonaden, Ku-

chen, Kekse sowie fettreiche Wurst, Butter und Sahne sind deshalb nicht für die Alltagskost geeignet. Deshalb sollten Sie besser einen Bogen um diese Nahrungsmittel machen – Ihrer Gesundheit und auch Ihrer Figur zuliebe.

Generell sollten Gichtpatienten ausgewogen und gesund essen. Hier gelten die gleichen Regeln wie für Gesunde auch. Für Sie gilt aber ganz besonders: Vermeiden Sie purinreiche Nahrungsmittel, schränken Sie Ihren Alkoholkonsum ein und trinken Sie viel. Zusätzlich sollten Sie den Puringehalt der Lebensmittel im Auge behalten, denn aus den Purinen bildet der Körper, wie Sie wissen, die gefürchtete Harnsäure, die Gichtanfällen Vorschub leistet.

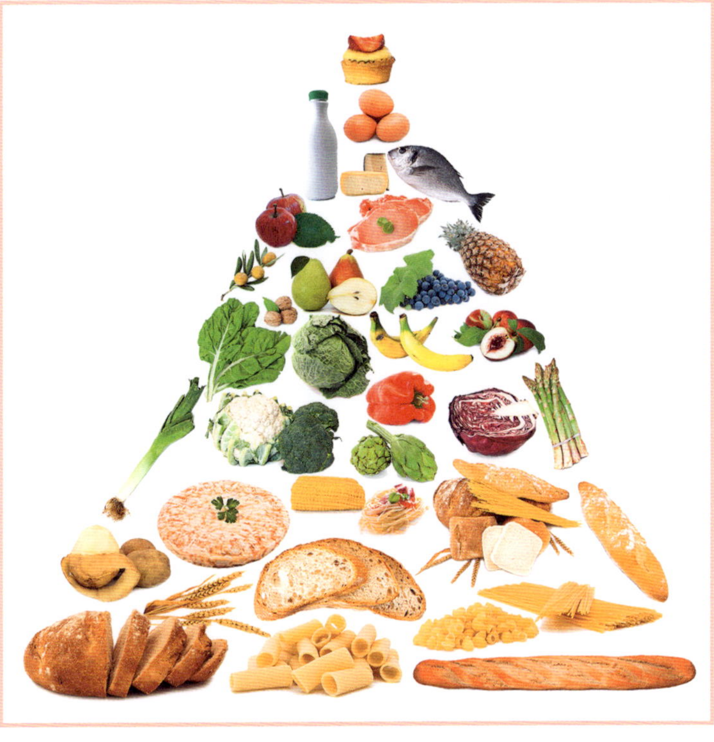

Die Lebensmittelpyramide zeigt, welche Lebensmittel Sie wie häufig zu sich nehmen sollten.

Besser vegetarisch

Sich vegetarisch zu ernähren, hat sich bei vielen Krankheiten bewährt. Dazu gehört auch die Gicht, denn bis auf wenige Ausnahmen enthalten Pflanzen deutlich weniger Purine als Fleisch oder Fisch. Sie können Ihre Erkrankung positiv beeinflussen, wenn Sie Fleisch aus Ihrem Speiseplan streichen. Eine vegetarische Lebensweise bedeutet:

- Sie essen kalorienbewusster, denn Sie nehmen insgesamt weniger Fett zu sich.
- Sie profitieren von Vitaminen, sekundären Pflanzenstoffen, Mineral- und Ballaststoffen.
- Sie nehmen weniger Cholesterin zu sich.
- Sie essen abwechslungsreich und ausgewogen.

!

Pflanzenfasern wirken als Ballaststoffe und regulieren somit die Verdauung.

Frisches Obst und Gemüse sind ideale Nährstofflieferanten: Sie enthalten wertvolle pflanzliche Eiweiße, außerdem sind sie reich an Vitaminen, Mineralstoffen, Spurenelementen und sekundären Pflanzenstoffen, die wichtige Funktionen im Körper haben. Zudem wirken Pflanzenfasern als Ballaststoffe und regulieren somit die Verdauung. Obst und Gemüse der Saison sollte deshalb täglich mehrmals auf Ihrem Speisezettel stehen, ja sogar den Löwenanteil Ihrer Ernährung ausmachen. Bei Obst sollten Sie zwei Portionen am Tag aber nicht überschreiten.

Fettarme Milchprodukte runden Ihre Haupt- und Zwischenmahlzeiten ab. Gut sind Magerquark, Buttermilch, Kefir und Joghurt, die einen positiven Einfluss auf die Verdauung haben. Joghurt und Quark können Sie selbst schmackhaft zubereiten, etwa mit Kräutern oder als süße Mahlzeit mit frischen Früchten. Vermeiden Sie fertige Fruchtjoghurts oder Fruchtquarkzubereitungen, denn sie enthalten Fruktose und Fruktosesirup.

Bringen Sie jeden Tag rotes, gelbes und grünes Gemüse und Obst auf den Teller. So können Sie sicher sein, alle wertvollen Stoffe zu erhalten, die Ihr Körper benötigt. Bisher haben Ernährungswissenschaftler ungefähr 6000 bis 8000 bioaktive Stoffe in unseren

Lebensmitteln ausfindig gemacht. Die meisten stammen aus Pflanzen – aus Obst, Gemüse und Salat – und tragen so klangvolle Namen wie Quercetin, Allicin, Pektin oder Beta-Carotin. Studien haben erwiesen, dass die bioaktiven Stoffe sehr wichtig für uns sind, weil sie im Konzert mit den Nährstoffen und Vitaminen unzählige Funktionen im Organismus erfüllen: Sie helfen, die Energietanks wieder aufzufüllen, die Zellen zu regenerieren, die Abwehrkräfte zu mobilisieren und den Stoffwechsel auf Trab zu halten, und stärken sogar die Nerven.

Fleisch, Fisch und Meeresfrüchte – ganz verboten?

Zumindest auf Fisch müssen Sie nicht verzichten. Wählen Sie hier jedoch die richtigen Sorten. Zweimal in der Woche können Sie qualitativ hochwertigen Fisch wie Scholle, Zander oder Dorsch essen. Verzichten Sie auf Makrelen, Sardinen und Thunfisch, die aufgrund des erhöhten Puringehalts den Harnsäurespiegel erhöhen können. Besonders Kaltwasserfische liefern Omega-3-Fettsäuren, die zu einer ausgewogenen Ernährung einfach dazugehören. Achten Sie dabei jedoch auf den Fettgehalt und essen Sie die Haut nicht mit, denn sie enthält viele Purine.

Auch Fleisch ist nicht generell verboten, nur eben auch nicht förderlich, wenn Sie an Gicht leiden. Genießen Sie es in Maßen: Einmal in der Woche mageres Fleisch oder Geflügel sind erlaubt. Achten Sie möglichst darauf, nur hochwertige Produkte von Tieren zu kaufen, die artgerecht auf entsprechend zertifizierten, ökologischen Bauernhöfen gehalten werden. Innereien jedoch sind tabu! Auch Ente oder Gans enthalten viele Purine.

> !
>
> Innereien sind tabu! Auch Ente oder Gans enthalten viele Purine.

Reduzieren Sie vor allem tierisches Fett in Ihrer Ernährung. Das heißt: Verwenden Sie beispielsweise nur wenig Butter. Kaltgepresste Pflanzenöle hingegen liefern Ihnen hochwertige Fettsäuren. Der Markt bietet hier eine große Auswahl, etwa Rapsöl, Olivenöl, Maiskeimöl, Distelöl oder Leinöl.

Stellen Sie sich langsam um!

Fällt es Ihnen anfangs schwer, Fleisch und Wurst wegzulassen, obwohl Ihre Harnsäurewerte grenzwertig oder erhöht sind, können Sie versuchen, sich ein paar Tage lang rein vegetarisch zu ernähren, indem Sie statt Fleisch z. B. Tofu (aus Sojabohnen) oder Seitan (aus Weizeneiweiß/Gluten) verwenden. Es gibt heutzutage eine große Auswahl an Fleischersatzprodukten, die gut schmecken und raffiniert zubereitet werden können – informieren Sie sich im Supermarkt!

Gelingt das, dehnen Sie diese Phasen aus: Machen Sie eine vegetarische Woche oder zwei. Es gibt unzählige Rezepte ohne Fleisch, die trotzdem schmackhaft sind und satt machen!

Eiweiß aus Milchprodukten und Eiern

Milch und Milchprodukte belasten den Harnsäurespiegel nicht: Milch in allen Fettstufen ist purinfrei, gesäuerte Milchprodukte und Käse enthalten zwar Purine, aber nur in sehr geringen Mengen. Weil Sie bei Fleisch kürzertreten müssen, können Sie mit diesen perfekten Eiweißlieferanten Ihren täglichen Speiseplan ergänzen. In Eiern befinden sich wenige Purine im Eidotter, nicht im Eiweiß: Ein Ei bzw. Eigelb enthält 3 mg Purin, Sie müssen also nicht auf Eier verzichten. Behalten Sie allerdings auch den Kalorien- und Cholesteringehalt von Fett und Eiern im Blick.

Bei Übergewicht greifen Sie besser zu fettarmen Milchprodukten. Essen Sie nur Käse mit maximal 45 % Fett in der Trockenmasse (die Angabe „i. Tr.“). Beim Speisequark wählen Sie am besten die Halbfettstufe mit 20 %. Er schmeckt besser als Magerquark, der oftmals mit Sahne oder Sauerrahm angereichert werden muss, und macht länger satt. Verwenden Sie prinzipiell nur Naturjoghurt und geben Sie nach Gusto frische Früchte, Nüsse und Honig dazu oder mischen Sie ihn unter das Müsli.

Nudeln und Getreide: besser Vollkorn

Zu den pflanzlichen Lebensmitteln gehören auch Getreideprodukte, also Weizen, Roggen, Dinkel etc. und alles, was daraus hergestellt wird: Haferflocken, Nudeln, Grieß, Mehl und natürlich das ganze Spektrum der Brot- und Backwaren.

Wenn die Produkte aus dem vollen Korn hergestellt sind, enthalten sie mehr Mineralstoffe und Ballaststoffe als raffinierte Produkte. Dies ist bei einer Gichterkrankung, besonders wenn sie mit Übergewicht und Herz-Kreislauf-Erkrankungen einhergeht, sehr wichtig, denn die Ballaststoffe binden Gallensäuren, die im Körper aus Cholesterin gebildet werden. Wenn viele Ballaststoffe vorhanden sind, braucht der Körper mehr Cholesterin, um daraus Gallensäuren herzustellen. Dadurch wiederum sinkt der Cholesterinspiegel, was für Sie nur von Vorteil ist! Die Mineralstoffe aus Vollkornprodukten halten darüber hinaus das Säure-Basen-Gleichgewicht aufrecht und unterstützen die Immunabwehr.

(Frucht-)Zucker reduzieren

In den letzten Jahren haben Wissenschaftler herausgefunden, dass Fruktose, also Fruchtzucker, den Harnsäurespiegel nach oben treiben und somit das Risiko für eine Gicht deutlich erhöhen kann. So schrieb die „Deutsche Apothekerzeitung" bereits 2014: „Die maßgebliche Bedeutung des Fruchtzuckers für die Pathogenese [= Entstehung] der Gicht ist noch nicht lange bekannt. Dabei ist Fruktose das einzige Kohlenhydrat mit einem direkten Effekt auf die Harnsäure: Bereits wenige Minuten nach dem Konsum fruktosehaltiger Getränke steigt die Harnsäurekonzentration in Blut und Urin an [...] Ähnlich wie Alkohol hemmt Fruktose zusätzlich die renale [= über die Niere laufende] Harnsäure-Ausscheidung. Besonders ausgeprägt ist dieser Effekt bei Menschen, deren Harnsäure-Spiegel bereits erhöht ist." Dabei ist der negative Effekt von Fruktose auf die Harnsäure mindestens so stark wie die längst bekannte Wirkung von Alkohol (dazu siehe weiter unten). Dies

!

Fruktose (Fruchtzucker) kann den Harnsäurespiegel nach oben treiben und somit das Risiko für eine Gicht deutlich erhöhen.

konnte im Jahr 2008 an einer großen Beobachtungsstudie mit über 46 000 Männern gezeigt werden.

Generell sollten Sie Ihrer Gesundheit zuliebe den Konsum aller Zuckerarten gering halten. Die wichtigsten Regeln sind:

- Verzichten Sie auf fertig gesüßte Getränke. Kaufen Sie frisch gepresste Säfte oder verarbeiten Sie Orangen, Äpfel, Ananas, Bananen etc. selbst zu Saft. Dann können Sie sichergehen, dass nicht zu viel Zucker enthalten ist.
- Kaufen Sie grundsätzlich möglichst wenig verarbeitete Lebensmittel. Auf der Packung muss angegeben werden, wie viel Zucker und welche Zuckerart sich im Lebensmittel befindet. Studieren Sie die Zutatenlisten auf Lebensmittelverpackungen genau, um dem versteckten Zucker auf die Spur zu kommen.

Desserts und Kuchen

Desserts und Kuchen sind relativ purinarm. Wenn Sie jedoch abnehmen möchten, müssen Sie auch hier auf den Kaloriengehalt achten. Die gesündesten Desserts werden aus Milchprodukten und Früchten gezaubert. Und auch wenn Sahne keine Purine enthält, verwenden Sie sie sparsam, denn sie enthält viel Fett und Kalorien.

Früchte sollten nicht aus der Dose kommen, sondern frisch zum Einsatz kommen. Und: Ob selbst gebacken oder gekauft: Meiden Sie Kuchen und Gebäck mit Hefe und wählen Sie Produkte mit Backpulver.

Flüssigkeit – wichtig für den Stoffwechsel

Der Stoffwechsel kann nur gut funktionieren, wenn dem Körper ausreichend Flüssigkeit zugeführt wird. Nieren und Leber brauchen mindestens zweieinhalb bis drei Liter Flüssigkeit täglich, um ihre Entgiftungsfunktion wahrnehmen und anfallende Schadstoffe ausschwemmen zu können. Ein Erwachsener nimmt von der täglich benötigten Menge an Flüssigkeit etwa 40 Prozent über die feste Nahrung auf. Den größten Anteil müssen wir also über den Tag verteilt trinken, denn der Organismus braucht für seine Stoffwechselprozesse ununterbrochen Flüssigkeit. Diese muss genügend Zeit haben, in die Zellzwischenräume und von dort in die Zellen zu gelangen. Unser Körper kann kaum überschüssiges Wasser speichern und verfügt über nur geringe Wasserreserven. Daher sollte ein gestörtes Gleichgewicht immer wieder rasch ausgeglichen werden, was konkret heißt: Trinken, trinken, trinken!

Wenn Sie zu wenig trinken, leidet Ihre Gesundheit, da die Zellen dann regelrecht verdursten und sogar austrocknen können. In der medizinischen Fachsprache nennt man diesen Zustand Dehydratation. Eine zu geringe Flüssigkeitszufuhr, wie sie einer Dehydratation zugrunde liegt, belastet außerdem den Kreislauf, und es sammeln sich vermehrt Schadstoffe an. Das Blut wird dickflüssiger, sodass dem Herzen und den anderen Organen die Arbeit erschwert wird. Der Körper hält das Wasser zurück, die Urin- und Schweißproduktion verringert sich, und Stoffwechselabfälle können nicht mehr richtig ausgeschwemmt werden. Es kann zu Kopfschmerzen, Schwindel, Blutdruckabfall, Konzentrationsschwäche, verminderter Leistungsfähigkeit und Übelkeit bis hin zu Muskelschwäche kommen – Dinge, die Sie leicht vermeiden können!

> **!**
>
> Wenn Sie zu wenig trinken, leidet Ihre Gesundheit, da die Zellen dann regelrecht verdursten und sogar austrocknen können.

Und wenn Stoffwechselprodukte nicht mehr richtig ausgeschwemmt werden können, betrifft das natürlich auch die Harnsäure. Wie Sie wissen, entstammt die Harnsäure, die im Blut messbar ist, dem Abbau von körpereigenen oder in Lebensmitteln vorkommenden Purinen, also den Eiweißverbindungen, die es in jeder Zelle gibt und die Bestandteil der Erbinformation sind. Die Purine werden im Stoffwechsel über mehrere Zwischenschritte zu Harnsäure abgebaut und dann über die Nieren ausgeschieden. Daher sind die Nieren als Entgiftungs- und Harnproduktionsorgane besonders auf reichliche Flüssigkeitszufuhr angewiesen – und Wasser ist das Medium, das sie für ihre Stoffwechselleistung unbedingt benötigen.

Eine andere wichtige Rolle bei der Eliminierung von Harnsäure spielt übrigens der Säure-Basen-Wert des Urins, denn die Löslichkeit der Harnsäure wird auch vom pH-Wert bestimmt. Die Harnsäureausscheidung ist bei einem Urin-pH-Wert von 7,0 zehnmal schlechter als bei einem Wert von 5,7. Lassen Sie von Ihrem Arzt den pH-Wert Ihres Urins feststellen und ergreifen Sie gegebenenfalls Maßnahmen, ihn zu senken.

Im Wasser: lebenswichtige Mineralstoffe

Mit der Flüssigkeit sollten Sie sich auch wichtige Mineralstoffe und Spurenelemente, die der Körper nicht selbst bilden kann, zuführen. Wasser ist aber nicht gleich Wasser. Das Trinkwasser aus der Leitung hat eine andere Zusammensetzung als Mineralwässer, kann aber auf der anderen Seite manchmal mineralienreicher sein als so manches billiges Mineralwasser. Informieren Sie sich bei Ihren Stadtwerken über die Qualität und den Mineralstoffgehalt des Wassers und studieren Sie bei gekauften Wassern die Inhaltsangaben. Wichtig ist vor allem der Natriumchloridgehalt: Er sollte nicht zu hoch liegen, sonst nehmen Sie mit dem Wasser zu viel Salz auf.

> **!**
> Mineralstoffe und Spurenelemente wie Kalzium oder Magnesium sind für den Körper unentbehrliche Substanzen.

Im Wasser enthaltene Mineralstoffe und Spurenelemente wie Kalzium oder Magnesium sind für den Körper unentbehrliche Substanzen. Sie wirken in allen Körperflüssigkeiten, machen beispielsweise Knochen und Zähne stark, regulieren die Durchlässigkeit der Zellmembranen und Kapillaren, steuern die Erregbarkeit von Muskeln und Nerven, sind am Baustoffwechsel des Organismus beteiligt und gleichen den Säure-Basen-Haushalt aus. Dieses

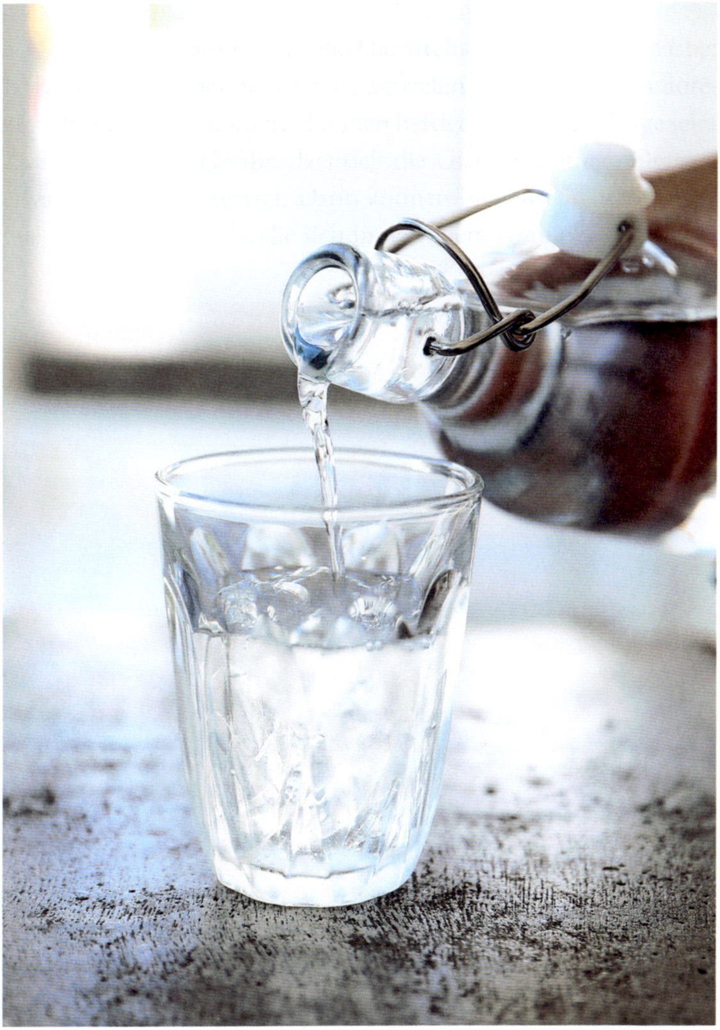

Flüssigkeit sollten Sie in erster Linie in Form von Wasser zu sich nehmen.

Gleichgewicht des Stoffwechsels an basischen und sauren Anteilen spielt auch eine wesentliche Rolle dabei, wie gut Harnsäure und andere Stoffwechselendprodukte vom Körper verarbeitet und ausgeschieden werden können.

Um Ihren Körper mit genügend Mineralien zu versorgen, sollten Sie sich in erster Linie ausgewogen und bekömmlich ernähren. Sie können Ihren Bedarf an Mineralstoffen aber noch zusätzlich abdecken, indem Sie täglich gutes Mineral- oder Leitungswasser trinken. Natürliche Mineralwasser enthalten die notwendigen Stoffe in bereits gelöster Form, die in dieser ionisierten Form als sogenannte Elektrolyte wirksam werden.

Durst – ein verlässliches Signal?

Flüssigkeit ist für unseren Körper noch viel wertvoller als feste Nahrung. Wenn es sein muss, kann der Mensch ohne Nahrung viele Wochen überleben, ohne Flüssigkeit jedoch nur wenige Tage. Durst meldet sich normalerweise von selbst. Das Bedürfnis nach Flüssigkeitsaufnahme zeigt an, dass der Körper Flüssigkeit benötigt, und tritt typischerweise dann auf, wenn man länger nichts getrunken hat oder wenn äußere oder innere Bedingungen verändert sind, etwa weil Flüssigkeit durch vermehrtes Schwitzen verloren gegangen ist: im Sommer bei heißem Wetter, bei schweißtreibender sportlicher Aktivität oder bei Krankheiten, die mit erhöhter Temperatur einhergehen.

Es gibt jedoch Umstände und Lebenssituationen, in denen man nicht mehr richtig spüren kann, wann der Körper Flüssigkeit braucht. Das kann während der Einnahme bestimmter Medikamente oder bei seelischen Problemen auftreten. In solchen Fällen ist es sehr wichtig, ganz bewusst auf die empfohlene Trinkmenge zu achten. Wenn Sie nicht sicher sind, ob Sie wirklich genug trinken, stellen Sie sich zuhause oder am Arbeitsplatz die tägliche Menge an Kräuter- oder Früchtetee und Wasser in Karaffen oder Thermoskannen bereit!

Rote Karte für den Alkohol

Alkohol ist ein Gesellschaftsgetränk und wird auf Geburtstagsfesten, Hochzeiten oder zu anderen Gelegenheiten gerne und häufig genossen. Auch allein freuen sich viele Menschen auf ihr abendliches Gläschen Bier oder Wein. Das ist in Ordnung, solange Maß gehalten wird, denn es ist wissenschaftlich belegt, dass übermäßiger Alkoholkonsum die Entstehung von Gicht begünstigt.

Der Harnsäurespiegel wird durch Alkohol indirekt beeinflusst. Die Verstoffwechselung von Alkohol findet bekanntermaßen in der Leber statt. Bei Alkoholkonsum werden andere Stoffwechselwege zugunsten des Alkohols reduziert, da die Leber diese Substanz vorrangig abbaut. Die Abbauprodukte des Alkohols werden dann über die Nieren zusammen mit Harnsäure ausgeschieden. Bei hohem Alkoholkonsum ziehen auch die Nieren die Ausscheidung der Alkoholabbauprodukte vor. In der Folge wird weniger Harnsäure ausgeschieden, und der Harnsäurespiegel steigt an.

> !
>
> Der Harnsäurespiegel wird durch Alkohol indirekt beeinflusst.

Zudem löst Alkohol ein Hungergefühl nach salzigen und süßen Snacks aus, sodass man neben dem Alkohol auch noch zu viel Zucker (bei z. B. Schokolade) und schlechte Fette (beispielsweise bei Chips) zu sich nimmt.

Alkohol erschwert nicht nur die Ausscheidung von übermäßiger Harnsäure über die Harnwege, sondern der Genussstoff verlangsamt auch den Fettstoffwechsel des Körpers. Da Alkohol in größeren Mengen für den Organismus ein Gift darstellt, wird er – wie beschrieben – zuerst und vor allen anderen „Reststoffen" abgebaut. Unterdessen verbraucht der Körper allerdings weniger Fett als vorher, der Rest davon wird im Fettgewebe eingelagert – wir nehmen zu.

Wie hoch das Risiko eines Gichtanfalls durch Alkoholkonsum ist, hängt auch davon ab, welche alkoholischen Getränke man zu sich nimmt. Während Mediziner den maßvollen Genuss von Wein oder Sekt als unproblematisch in Bezug auf eine Gichtentwicklung ansehen, kann Biergenuss das Gichtrisiko ziemlich erhöhen. Bei Bierkonsum führt man aufgrund der enthaltenen Hefe nämlich noch eine höhere Zahl an Purinen zu, die sich im Zusammenhang mit der verringerten Harnsäureausscheidung als Risikofaktor erweisen.

Ein gesundes Gewicht

Auf den vorangangenen Seiten haben Sie viel darüber erfahren, welche Lebensmittel gut für Sie sind und welche Sie besser vermeiden sollten, um keine Gichtanfälle zu provozieren. Auch wenn die Veranlagung für Gicht in den meisten Fällen angeboren ist, bedeutet das nicht, dass die Krankheit auch ausbrechen muss – das können Sie durch eine purinarme Ernährung und einen reduzierten Konsum von Alkohol verhindern.

Die zweite große Stellschraube, an der Sie drehen können, ist Ihr Gewicht. Übergewicht erhöht das Risiko für viele Krankheiten – vor allem auch für die Gicht: Steigt das Körpergewicht stetig an, kommt irgendwann der Tag, an dem die angefutterten Pfunde nicht mehr nur für einen zweifelnden Blick in den Spiegel sorgen, sondern zum handfesten Gesundheitsrisiko werden. Denn wie jeder weiß, belastet Übergewicht den gesamten Organismus und fördert die Entstehung zahlreicher Krankheiten. Vor allem das Knochengerüst, Herz, Kreislauf und Stoffwechsel werden in Mitleidenschaft gezogen. Folgende Krankheiten treten neben der Gicht gehäuft bei Übergewicht auf:

- **Diabetes:** Mit zunehmendem Körpergewicht steigt das Risiko, an Diabetes Typ 2 zu erkranken. Etwa 80 Prozent der Diabetespatienten bringen zu viele Pfunde auf die Waage. Eine Gewichtsreduktion hilft, die Blutzuckerwerte deutlich zu verbessern.

- **Herz-Kreislauf-Erkrankungen:** Bei Übergewichtigen ist die Gefahr, Bluthochdruck und andere Herz-Kreislauf-Erkrankungen, z. B. Arteriosklerose, zu entwickeln mehr als doppelt so hoch wie bei Normalgewichtigen. Wird das Gewicht aber nach und nach abgebaut, sinkt der Blutdruck, und auch das Arteriosklerose-Risiko wird geringer.
- **Arthrose:** Mit zunehmendem Alter stellt sich bei fast allen Menschen eine mehr oder weniger starke Gelenkabnutzung ein. Bei höherem Gewicht werden die Gelenke allerdings wesentlich stärker belastet, sodass es hier schon viel früher zu einer Arthrose kommen kann als bei Normalgewicht.
- **Gallenblasenerkrankungen:** Die Wahrscheinlichkeit für Gallensteine steigt mit zunehmendem Körpergewicht deutlich an.
- **Atemwegserkrankungen:** Die sogenannte Obstruktive Schlafapnoe mit Atemstillständen, die am weitesten verbreitete Schlafstörung während der nächtlichen Ruhe, wird durch Übergewicht begünstigt. Betroffene bekommen nicht genügend Sauerstoff und schlafen sehr schlecht. Tagesschläfrigkeit und Konzentrationsstörungen sowie eine erhebliche Belastung von Herz und Kreislauf sind die Folge.

Es kommt sehr auf die persönlichen körperlichen Gegebenheiten und Erbanlagen an, ob Sie ein gesundes Gewicht auf die Waage bringen oder nicht. Aber trotz aller individuellen Unterschiede und trotz subjektiver Wahrnehmung ist ein objektives Mess-System notwendig, um feststellen zu können, ob man in Sachen Gewicht in der Norm, eher darunter oder darüber liegt.

Der bekannte BMI (Body-Mass-Index) stellt hierfür eine gut geeignete Richtschnur dar. Er lässt sich nach einer ganz einfachen Formel berechnen, bei der das Gewicht ins Verhältnis zur Körpergröße gesetzt wird. Die Formel lautet: Körpergewicht in Kilogramm dividiert durch das Quadrat der Körpergröße, also kg/m^2 = BMI.

!

Der BMI (Body-Mass-Index) ist eine gut geeignete Richtschnur für ein gesundes Gewicht.

Beispiel:
Körpergewicht 59 kg/(Größe 1,68 m x 2) = 59/2,8224 = BMI 20,9

Setzen Sie in diesem Beispiel nun Ihre ganz persönlichen Zahlen für Ihr Körpergewicht und Ihre Körpergröße ein und berechnen Sie Ihren BMI. Die folgende Tabelle hilft Ihnen, festzustellen, ob Sie Normalgewicht, Über- oder Untergewicht haben.

Die BMI-Klassifizierung der Weltgesundheitsorganisation WHO

KATEGORIE	BMI (kg/m²)
starkes Untergewicht	< 16,0
mäßiges Untergewicht	16,0–16,9
leichtes Untergewicht	17,0–18,4
Normalgewicht	18,5–24,9
leichtes Übergewicht	25,0–29,9
Adipositas Grad I	30,0–34,9
Adipositas Grad II	35,0–39,9
Adipositas Grad III	≥ 40,0

Abnehmen beginnt im Kopf

Unter Diät verstehen wir meistens die Kombination von oder den Verzicht auf bestimmte Lebensmittel, das Zählen von Kalorien, die Einnahme bestimmter Pulver oder Tabletten und vieles mehr. Damit wird dem eigentlichen Abnehmen aber schon vorgegriffen, denn die Weichen für das Dick- oder Schlanksein werden an einem ganz anderen Ort gestellt, nämlich im Kopf. Schlankwerden beginnt nirgendwo anders als dort.

Das Wohlfühlgewicht zu erreichen bedeutet, in eine Art von mentalem Prozess einzutreten, um das Unterbewusstsein langfristig neu zu programmieren. Das klingt komplizierter als es ist, denn wir können tatsächlich durch eine bewusste Steuerung unserer Gedanken unser Unterbewusstsein beeinflussen. Es ist natürlich viel schwerer zugänglich als unsere bewussten Gedanken (sonst hieße es nicht Unterbewusstsein), dennoch lässt es sich durch beständige, konsequente Impulse längerfristig in eine andere, erwünschte Richtung lenken. Dies braucht zwar etwas Zeit, die Investition lohnt sich allerdings.

Mit den erwähnten Impulsen sind positive Gedanken und Gefühle gemeint, die man durch positive Vorstellungen vom eigenen Ich hervorrufen kann. Wenn Sie dauernd daran denken, dass Sie übergewichtig sind, führt das dazu, dass sich in Ihrem Kopf das körperliche Gefühl des Übergewichtigseins einnistet. Diese Vorstellung lässt sich umprogrammieren: Stellen Sie sich

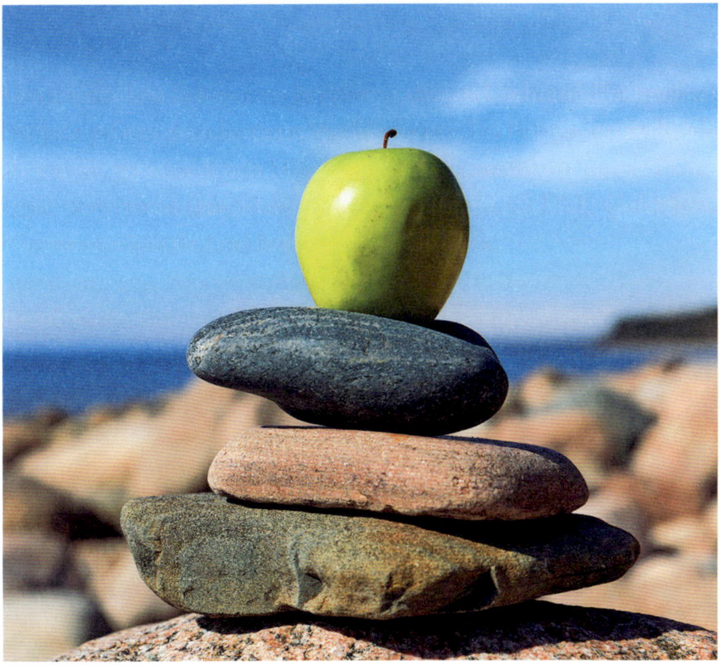

Heute weiß man: Abnehmen beginnt im Kopf.

immer wieder Ihre schlanke Silhouette vor, spüren Sie, wie Ihr Körper schön und leicht ist – auch wenn sich das zunächst absurd anfühlt. Ihr Gehirn wird sich immer mehr an diese Vorstellung gewöhnen, sodass es nach einiger Zeit weniger Hungersignale aussendet, wodurch es Ihnen leichter fällt, tatsächlich abzunehmen.

Vielleicht sagen Sie jetzt, das ist doch ein billiger Selbstbetrug, eine reine Illusion. Eine Illusion ist es zunächst tatsächlich, denn die Vorstellung, dass man beispielsweise Größe 36 oder 38 trägt, stimmt ja nicht mit der Wirklichkeit überein, die vielleicht eher der Größe 44 oder 46 entspricht. Aber genau das ist der Trick, das ist genau die Information, die das Gehirn benötigt, um eine neue Programmierung zu akzeptieren und schließlich auch in die Realität umzusetzen. Über Ihre bewusste, vom Willen gesteuerte Gedankenzentrale regen Sie auf diese Weise Ihre unbewussten Hirnregionen an, die wiederum die sogenannten vegetativen Zentren und Nervenbahnen beeinflussen, die für die Nahrungsaufnahme, die Verdauungsfunktionen, das Hunger- und Sättigungsgefühl sowie letztendlich für Ihr gesamtes Wohlbefinden und Ihre innere Harmonie verantwortlich sind.

> **!**
>
> Über Ihre bewusste, vom Willen gesteuerte Gedankenzentrale regen Sie Ihre unbewussten Hirnregionen positiv an.

Diesen Trick können Sie auch für die Essgelüste selbst anwenden, er funktioniert garantiert. Ein großes Hindernis bei der erfolgreichen Gewichtsabnahme ist, dass man dauernd nur ans Essen denken muss, vor allem wenn man gerade versucht, eine strikte Diät einzuhalten. Während Sie vor einem kalorienarmen Salat sitzen, sind Sie in Ihren Gedanken ganz erfüllt von dem Genuss eines fetten Bratens oder eines Eisbechers. Und je krampfhafter Sie Ihre unbändige Lust in den Griff bekommen wollen, umso größer wird der Wunsch nach dem „Verbotenen“ – logisch. Die Tatsache und das Wissen darum, dass gerade diese leckeren Speisen ungesunde Dickmacher sind, nützen überhaupt nichts. Die prachtvollen Bilder der kulinarischen Verführer sind so stark, dass die unerfüllte Lust darauf immer stärker wird.

Allein die Vorstellung von Nahrungsmitteln beeinflusst grundsätzlich sehr stark das Essverhalten. Dicke Menschen sehen Sahnetorten, Schokolade und Schweinebraten sozusagen im Breitwandkino vor dem inneren Auge, ja sie verschmelzen förmlich damit, während Schlanke derlei eher als unbedeutende Nebensache ansehen, sodass diese mit ihrem Körper und ihrem Körpergefühl nicht wirklich verbunden sind. Und genau das macht es aus, genau das lässt die Schlanken schlank und die Übergewichtigen übergewichtig sein. Und nein, das ist kein Humbug, sondern lässt sich mit den Erkenntnissen der Hirnforschung und den Forschungen aus der Psychoneuroimmunologie (siehe Kasten) wissenschaftlich untermauern.

Hilfe durch Psychoneuroimmunologie

Mit Psychoneuroimmunologie wird ein interdisziplinäres Forschungsgebiet bezeichnet, das sich mit der Wechselwirkung von Psyche, Nervensystem und Immunsystem befasst. Es handelt sich also um eine ganzheitliche Betrachtung von Körper, Geist und Seele, die in enger Wechselbeziehung miteinander stehen und sich gegenseitig beeinflussen. Es gibt beispielsweise Studien mit Menschen, die sich mental auf Gesundheit und Wohlbefinden programmierten und sich anhand von Autosuggestionen motivierten. Das hatte zur Folge, dass in ihrem Blut tatsächlich mehr Abwehrzellen messbar waren als bei einer Kontrollgruppe ohne diese positive Einstellung.

Diese Technik lässt sich auf alle Lebensbereiche übertragen, auch auf das Körpergewicht. Wer sich sozusagen schlank denkt, kurbelt andere Neurotransmitter in seinem Gehirn an und aktiviert andere Hormone und Stoffwechselfaktoren als jemand, der sich dick denkt. Also noch einmal: Schlankwerden beginnt im Kopf!

Die innere Balance wahren

Es ist also nicht die schwerste Übung, sich wenigstens mental auf den Schlankheitsweg zu begeben. Sie haben Ihre geistige Energie, Ihre Gedanken und Vorstellungen entsprechend programmiert. Geben Sie nun auch Ihrer Seele das, was sie braucht, damit Sie in einen Zustand innerer Ruhe und Ausgeglichenheit kommen. Dafür ist ein gewisses Gleichmaß in der Gestaltung Ihres Alltags empfehlenswert. Ganz wichtig für die innere Balance, für Gesundheit und Wohlbefinden, ist die Regulierung des natürlichen Rhythmus von Schlafen und Wachsein, von Anspannung und Entspannung, Konzentration und Die-Gedanken-schweifen-Lassen, (Arbeits-)Leistung und (Ruhe-)Pausen. Dieses natürliche Wechselspiel zwischen Aktivität und Passivität wird hauptsächlich vom vegetativen Nervensystem gesteuert, das Sie selbst ganz gezielt durch Ihr Verhalten beeinflussen können – sowohl positiv als auch negativ: Wenn Sie sich selbst niemals Ruhe gönnen, kann auch Ihr Körper nicht zur Ruhe kommen.

> **!**
> Wenn Sie sich selbst niemals Ruhe gönnen, kann auch Ihr Körper nicht zur Ruhe kommen.

Wenn Sie anfangen, Ihren Alltag besser zu strukturieren, bringen Sie mehr Ruhe und Ausgeglichenheit in Ihr Leben. Wenn Arbeitsphasen wirklich Arbeitsphasen sind, aber auch wieder ein klares Ende finden, können Sie sich bewusster und mit mehr Freude den Dingen zuwenden, die Ihnen Spaß in Ihrer Freizeit machen, Ihnen guttun und Ihre Gesundheit fördern. Das soll natürlich nicht heißen, dass Sie nur noch Ihren Hobbys nachgehen und Ihre täglichen Aufgaben und Pflichten wie Job, Haushalt und Familie vernachlässigen sollen. Hektische Momente, die Sie ganz und gar fordern, werden sich natürlich nicht vermeiden lassen, und auch Kummer und Sorgen kann man nicht einfach abstreifen. Dennoch: Mehr Achtsamkeit, Klarheit in der Gestaltung des Alltags und ein Bewusstsein für die wirklich wichtigen Dinge lassen Stress, Frustration und Beschwerden aller Art weniger schnell aufkommen bzw. relativieren so manches scheinbare Problem. Dies wiederum hilft gegen Übergewicht. Denn wer gut entspannen kann, wer sich Pausen gönnt und sein Leben selbst gestaltet, erliegt nicht so sehr der Versuchung, Stress und Sorgen durch übermäßiges Essen abzubauen.

Abnehmen durch Intervallfasten

Wenn Sie an Gicht leiden, übergewichtig sind und abnehmen wollen, gilt es einige Regeln zu beachten, damit Sie keinen Gichtanfall bekommen. Das Wichtigste: Crash-Diäten sind tabu, eiweißreiche Diäten wie die Atkins-Diät sind ebenfalls nicht zu empfehlen. Die beste Methode bei Gicht ist das sogenannte Intervallfasten, auch intermittierendes Fasten genannt. Das Stichwort hier lautet: Nahrungspausen.

Schon eine Nahrungskarenz (also ein Zeitraum ohne Nahrungsaufnahme) von zwölf oder 15 Stunden bewirkt im Körper einiges: Stoffwechsel und Verdauung werden angekurbelt, die Organe werden einer natürlichen Reinigung und Entgiftung unterzogen. Sie tanken von Kopf bis Fuß neue Energie – und Sie können Erkrankungen des Stoffwechsels wie einer Gicht wirkungsvoll vorbeugen!

Nach neuesten wissenschaftlichen Erkenntnissen müssen Sie sich gar nicht aufwendigen und oft nicht alltagstauglichen sowie für Gichtpatienten oft regelrecht gefährlichen Fastenkuren unterziehen. Studien haben gezeigt, dass schon bei kürzeren Nahrungspausen viele heilsame Prozesse im Organismus angestoßen werden. Ein weiterer Effekt: Kann der Körper nicht auf Nahrungsstoffe zugreifen, greift er auf Fettreserven zurück. So helfen Nahrungspausen nicht nur bei Reinigung und Entschlackung, sie lassen zudem auch die Pfunde purzeln. Was aber macht es vielen Menschen so schwer, beim Essen ein normales Maß zu halten? Schauen wir uns diesen Mechanismus zuerst an, bevor wir uns mit dem Intervallfasten befassen.

Wie unser Essverhalten gesteuert wird

Warum nehmen wir so viel leichter zu als ab? Das hat mit der Energiepolitik unseres Körpers zu tun. Die unbewusste Steuerung unseres Essverhaltens ist einem uralten Programm geschuldet, das weit in die Geschichte unserer Urahnen zurückreicht, denn für die langfristige Überlebensstrategie der frühen Menschen war es sozusagen wichtiger, Energie einzubezahlen als abzubuchen. Mit Schulden lebt es sich unsicherer, besonders in Krisenzeiten. Ein gut gefülltes Sparkonto bringt uns besser durch unruhige Zeiten als die Verpflichtung, ständig Schulden zurückzahlen zu müssen. Diesem Mechanismus ist auch unser Hormonsystem unterworfen. Es arbeitet nach den gleichen Vorschriften und bewahrt uns unbewusst vor „leeren Kassen" – besonders in stressigen Zeiten. Aber für uns heutige Menschen mit unserem Überangebot an Nahrung ist diese Energiepolitik unseres Organismus in vielen Fällen fatal, denn die westlichen Gesellschaften haben durch ihren Wohlstand inzwischen ein Problem. Gesundheitliche Beschwerden durch falsche Ernährung mit zu viel Zucker, Fett und sogenannten „leeren" Kalorien nehmen zu. Wir essen zu viel vom Falschen zur falschen Zeit. Dabei stand uns noch nie so viel Wissen über gesunde Ernährungsweisen und Nahrungsmittel zur Verfügung. Wir haben die Möglichkeiten, diese für uns zu nutzen und selbstverantwortlich für unsere Gesundheit zu handeln. Tun wir es auch!

> **!**
>
> Wir haben die Möglichkeiten, selbstverantwortlich für unsere Gesundheit zu handeln. Tun wir es auch!

Heißhungerattacken funktionieren nach dem gleichen Prinzip: Tagelang hat man sich zusammengerissen und tapfer jeder Versuchung die Stirn geboten, die verlockende Torte beim Nachmittagskaffee ebenso stehen lassen wie die saftigen Spareribs am Grillabend. Aber dann, ganz plötzlich ist es soweit. Als gelte es, alles Versäumte nachzuholen, lässt sich die Gier nicht mehr unterdrücken, und wahllos stopft man alles, was fettig oder süß ist, in sich hinein. Der Heißhungeranfall lässt uns alles vergessen, alle vermeintlichen Entbehrungen der letzten Tage sollen wettgemacht werden. Der Körper und das unbewusste uralte Programm unserer Vorfahren haben einmal wieder die Kontrolle über unser Essverhalten übernommen.

Überlassen Sie Ihr Essverhalten nicht mehr allein der unbewussten vegetativen Steuerung Ihres Körpers, das heißt, geben Sie nicht mehr unkontrolliert jedem Hungergefühl nach. Es geht nicht darum, sich den Hunger abzutrainieren oder ein Magenknurren gar nicht mehr zu beachten. Dieses Verhalten ist genauso schädlich, denn es kann zu Essstörungen führen und durch Nährstoffmangel weitere gesundheitliche Schäden nach sich ziehen. Vielmehr geht es darum, wieder mehr bewusste Kontrolle über das Essverhalten zu erlangen, um wieder „Herr im eigenen Hause" zu werden.

Heute weiß man deutlich mehr über die Prozesse, die für eine gesunde Balance zwischen Nahrungsaufnahme und Energieverbrauch sorgen, als noch vor wenigen Jahrzehnten. Und hier greift das Prinzip der Nahrungspausen: Für eine ausgeglichene Energiebilanz müssen – und können! – wir lernen, bewusst zu entscheiden, was wir wann zu uns nehmen wollen und wann wir Nahrungspausen einlegen.

Mit Nahrungspausen gegen den Heißhunger

Kontrollierte Nahrungspausen können helfen, das Auf und Ab der Kilos in den Griff zu bekommen. Aber wie können Pausen in der Nahrungszufuhr die ungesunden Heißhungerattacken bekämpfen? Kann man sozusagen dem Hunger mit Hungern begegnen? Wie soll das funktionieren? Ganz einfach: Fasten und Nahrungspausen haben mit Hungern nichts zu tun!

Der Unterschied: Bei anhaltendem Hunger wird vom Gehirn eine Reihe von Stresshormonen ausgeschüttet, die zu psychischem Stress und innerer Unruhe führen. Gleichzeitig werden jedoch auch stimmungsaufhellende Hormone gebildet. Obwohl Fasten für den Körper physiologisch dieselben Auswirkungen hat wie

> **!**
> Bei anhaltendem Hunger werden Stresshormone ausgeschüttet, die zu psychischem Stress und innerer Unruhe führen.

Hungern, entfällt in diesem Fall der psychische Stress. Im Klartext: Entscheiden wir uns ganz bewusst für den Nahrungsverzicht, werden wesentlich mehr Endorphine als Stresshormone gebildet, die aufgrund des verlangsamten Stoffwechsels lange im Blut zirkulieren. Diese wirken als körpereigene Opioide und können einen leichten Rauschzustand erzeugen, der bis zu euphorischen Zuständen reicht.

Die Erhöhung der körpereigenen Opiode hat auf den Körper, aber auch auf Geist und Seele große Auswirkungen. Diese Substanzen werden vom Körper in natürlicher Dosis gebildet. Sie können Schmerzen lindern, Energie spenden, glücklich und ausgeglichen machen, das Herz und den Magen beruhigen und noch viel mehr. Interessanterweise sind aus vielen alten Zivilisationen Nahrungspausen- oder Fastenphänomene bekannt. Menschen aller Kulturen und Zeiten haben Nahrungspausen intuitiv genutzt, um sich zu regenerieren und zu stärken – körperlich, seelisch und geistig.

Natürlich löst nicht nur das Fasten Glücksgefühle in uns aus. Die Nahrungsaufnahme kann das auch. Dass Essen etwas mit Glücksgefühlen und Lebensqualität zu tun hat, ist eine Binsenweisheit. Zelebrieren wir also bewusst und mit Kontrolle nicht nur die Nahrungsaufnahme, sondern auch die Fastenzeiten, so werden wir uns wohler fühlen und Heißhungerattacken auf lange Sicht ausbleiben.

Nahrungspausen – das passiert auf biochemischer Ebene

Durch Nahrungspausen wird ein komplizierter Regelkreis von Hormonen angestoßen, die das Hunger- und Sättigungsempfinden steuern. Das Hormon Ghrelin löst in unserem unbewussten Steuerungszentrum, dem Hypothalamus, ein verstärktes Hungergefühl aus und regt die Ausschüttung von Magensäure an, um unseren Körper auf die Nahrungsaufnahme vorzubereiten. Das Hormon Leptin wiederum intensiviert das Sättigungsgefühl, wenn wir genug gegessen haben. Beide Hormone regulieren also in Wechselwirkung (Ghrelin: appetitanregend – Leptin: appetitzügelnd) die Nahrungsaufnahme. Übergewichtige Menschen zeigen eine verringerte Sensibilität gegenüber der Wirkung von Leptin, sodass sie trotz gut gefüllter Energiespeicher keine Sättigung verspüren. Anders ausgedrückt: Ihr Körper sagt ihnen nicht mehr, wann sie genug gegessen haben.

Der Clou: Bei Diäten sinkt die Leptinkonzentration generell deutlich, was nachfolgende Heißhungeranfälle erklärt. Bewusste Nahrungspausen hingegen fördern die Ausscheidung von Leptin, was wiederum das Ghrelin zu bremsen vermag – wir haben weniger Hungergefühl.

Appetit versus echter Hunger

Aber nicht nur hormonelle Prozesse sind für Hunger- oder Sättigungsreize verantwortlich. Auch die Psyche spielt eine große Rolle. Denn an der Nahrungsaufnahme ist neben dem ganz physisch empfundenen Hunger noch ein anderes Gefühl beteiligt: der Appetit. Er kann bewirken, dass trotz deutlicher Sättigungssignale weitergegessen wird. Appetit wird am besten durch Sinneseindrücke angeregt. Das macht sich auch die Werbeindustrie für Lebensmittel zunutze und verführt uns zum Konsum durch Werbebilder und Verpackungen, deren Anblick das Belohnungssystem im Gehirn stimuliert. Dort werden Erinnerungen und Emotionen miteinander verknüpft, um den Appetit zu wecken.

Die Vorteile von Nahrungspausen

- Zeitweise Nahrungspausen schützen die Gefäße vor Arteriosklerose, entlasten das Herz und senken den Blutdruck.
- Der Stoffwechsel wird angeregt, Leber, Gallenblase und Nieren arbeiten effizienter, um die Entgiftungs- und Ausscheidungsfunktionen zu gewährleisten, Blutzucker, Blutfette und andere Stoffwechselparameter – auch die Harnsäure! – normalisieren sich.
- Eine nur zeitweise Nahrungszufuhr entlastet den Darm und führt zu einer Regeneration der Darmschleimhaut. Der Darm als zentrales Verdauungsorgan kann dann die ankommenden Nahrungsbestandteile optimal aufnehmen und verwerten sowie seine wichtigen Immunfunktionen wahrnehmen.
- Nahrungspausen tun auch dem Gehirn und den Nerven gut. In Kombination mit einer ausgeglichenen Lebensweise und einem geregelten Schlaf-Wach-Rhythmus verbessern sich die Schlafqualität sowie die Konzentrations- und Leistungsfähigkeit am Tag. Auch einer Demenz- und Alzheimererkrankung scheint sich so vorbeugen zu lassen.
- Bewusste Ernährung und Nahrungspausen wirken sich unmittelbar auf das Erbgut in den Zellkernen aus. Studien haben ergeben, dass sich so die Chromosomen-Enden vor dem Abbau und Zellen vor dem vorzeitigen Tod bewahren lassen.
- Das Risiko für eine Zellentartung und Krebsentstehung lässt sich durch Nahrungspausen durch einen verbesserten Zellschutz vor freien Radikalen senken.
- Nicht zuletzt verhelfen Nahrungspausen in Kombination mit regelmäßiger körperlicher Bewegung zu einer schlankeren Figur, zu körperlichem Wohlbefinden sowie zu seelisch-geistiger Vitalität und Frische.

Zudem suggeriert die Werbung, wir müssten etwas gegen den „schnellen Hunger“ unternehmen. Snacks und Süßigkeiten, die diesen schnellen Hunger stillen, gehören denn auch zu den allgegenwärtig verfügbaren Nahrungsangeboten. Selbst noch in der Nacht sind solche Dinge am Kiosk oder an der Tankstelle schnell und bequem erhältlich. Um der Werbung ein Schnippchen zu schlagen, müssen wir uns darüber klar werden, dass der Anblick von besonders energiereicher Nahrung den Speichelfluss und die Insulinproduktion in Gang setzt – Heißhunger erwacht.

Doch Heißhunger hat in aller Regel nichts mit echtem Hunger zu tun. Er unterscheidet sich von normalen Hungergefühlen durch einen plötzlich einsetzenden, extremen Drang nach sofortiger Nahrungsaufnahme, wobei mitunter körperliche Symptome wie Zittern und Schweißausbrüche hinzukommen. Häufig besteht ein starkes Verlangen nach Süßem oder nach bestimmten Nahrungsmitteln, das eher mit Appetit gleichzusetzen ist als mit Hungergefühl.

!

Heißhunger hat in aller Regel nichts mit echtem Hunger zu tun.

Mediziner unterscheiden drei Formen von Heißhunger: den körperlich bedingten, den psychisch bedingten und eine Mischform.

- **Körperlich bedingter Heißhunger:** Er kann als Signal für eine akute Unterzuckerung auftreten, also einen starken Abfall des Blutzuckerspiegels, der nicht nur bei Diabetes vorkommt. Am schnellsten steigt der Blutzuckerwert durch schnell aufnehmbare Kohlenhydrate wie Traubenzucker an, da diese Zuckerart besonders schnell ins Blut aufgenommen wird. Heißhunger kann durch häufiges Essen von schnell resorbierbaren Kohlenhydraten wie Einfachzucker und Weißmehlprodukte begünstigt werden. Vollkornprodukte und fett- oder eiweißreiche Lebensmittel verzögern den Blutzuckeranstieg und halten den Zuckerspiegel nach einer Mahlzeit für längere Zeit konstant. Nach Diäten kann es zu Heißhungeranfällen kommen, da der Körper so den Kalorienverlust wieder auszugleichen versucht. Es gibt auch hormonell bedingte Heißhungeranfälle in der Schwangerschaft und bei einigen Frauen in einer bestimmten Phase des monatlichen Menstruationszyklus.

- **Psychisch bedingter Heißhunger:** Er wird nicht durch einen körperlichen Bedarf, sondern häufig durch Stress und negative Emotionen ausgelöst, wobei die Essgelüste zu einer Gewohnheit werden. Sättigungsgefühle werden von einer verstärkten Serotoninausschüttung durch den Hypothalamus begleitet. Serotonin wirkt hier stimmungsaufhellend.
- **Mischform:** Viele Heißhungeranfälle stellen eine Mischform dar. Regelmäßige Essanfälle gelten als Essstörung und kommen sowohl bei Übergewichtigen als auch bei Bulimie und der sogenannten Binge-Eating-Störung (Essattacken) vor. In diesen Fällen geht die Kontrolle über die Nahrungsaufnahme während eines solchen Anfalls völlig verloren.

Optimal gerüstet fürs Intervallfasten

Noch einmal zur Erinnerung: Nahrungspausen sind weder tagelanges Hungern noch Nulldiät und erfordern auch keine aufwendigen Vorbereitungen wie etwa bei einer klassischen Fastenkur. Stattdessen verordnen Sie sich selbst in Intervallen eine Pause von der Nahrungszufuhr. Vergessen Sie dabei nicht die ausreichende Flüssigkeitszufuhr.

Nahrungspausen können Sie auf verschiedene Weise und in verschiedenen Schritten in Ihren Alltag integrieren. Der erste Schritt auf dem Weg zur Nahrungspause besteht im Verzicht auf einzelne Lebensmittel, die Sie ansonsten gern und in größeren Mengen essen. Essen Sie z. B. gern Brot? Ein guter Ansatz für die Umstellung, denn es muss nicht immer Brot sein. Wenn Sie z. B. im Restaurant hungrig auf das Essen warten, lehnen Sie vorsichtshalber den gereichten Brotkorb ab und bestellen Sie stattdessen eine Flasche Wasser. Wer vor dem Essen Wasser trinkt, verspürt ein geringeres Hungergefühl.

> **!**
>
> Wer vor dem Essen Wasser trinkt, verspürt ein geringeres Hungergefühl.

Wenn Sie das nächste Mal Erledigungen machen oder eine Reise unternehmen, dann bereiten Sie sich einfach auf den Zwischenhunger vor und nehmen gegebenenfalls etwas aus der eigenen Küche mit. Das können Obststücke oder auch ein paar Gemüsestangen sein. Für diejenigen, die anfangs nicht auf Getreide verzichten möchten, gibt es z. B. Alternativen wie Reiswaffeln.

Wenn Sie dann bereit sind für echte Nahrungspausen, sollten Sie am Tag vor einer abendlichen Nahrungspause oder einem Fastentag nur leichte Kost wie etwa Früchte, Gemüsegerichte, Salate mit Sprossen, Vollkorntoast mit Hummus (Kichererbsenpüree) oder Pellkartoffeln mit Magerquark auf den Speisezettel setzen. Schwer verdauliche Gerichte sind dagegen nicht empfehlenswert.

Nahrungspausen in den Alltag integrieren

Nahrungspausen können Sie auf verschiedene Weise und in verschiedenen Schritten in Ihren Alltag integrieren. Zum Beispiel können Sie nach 18 Uhr auf feste Nahrung verzichten. Diese Form des Kurzzeitfastens nennt sich Dinner-Cancelling. Die abendliche Nahrungspause entfaltet eine gute Wirkung auf das hormonelle Gleichgewicht. Dinner-Cancelling regt die nächtliche Ausschüttung der Hormone Somatropin und Melatonin an. Somatropin hilft beim Aufbau der Muskelmasse und baut Fettgewebe ab, stimuliert die Immunabwehr, verbessert das Gedächtnis, strafft Haut und Bindegewebe und fördert den Schlaf. Melatonin senkt die Körpertemperatur, der Organismus steht auf Sparflamme und die Zellen teilen sich langsamer, der Alterungsprozess wird gebremst. Darüber hinaus regelt Melatonin den Schlaf-Wach-Rhythmus. Wenn mit zunehmendem Alter die Ausschüttung von Somatropin und Melatonin sinkt, kann durch Dinner-Cancelling die Produktion dieser beiden Hormone wieder angekurbelt werden.

Falls Sie das Fasten auf den nächsten Tag ausdehnen möchten, sind frisch gepresste Obstsäfte der ideale Start am Morgen, der das

Marmeladebrot ersetzt. Auch grüner Tee ist bestens als Morgengetränk geeignet. Er ist reich an gesunden, stoffwechselfördernden Inhaltsstoffen und wirkt belebend.

!

Wildkräuter stecken voller Mineralien, Vitamine und sekundären Pflanzenwirkstoffen und füllen Ihre Kraftreserven auf.

Am Nachmittag ist dann Zeit für einen frisch gepressten Gemüsesaft, z. B. aus Gurke, Staudensellerie, jungem Spinat und Blattsalaten. Auch Rote Bete oder Karotten eignen sich bestens für einen frischen Gemüsedrink. Der Auswahl und Ihrer Fantasie in der Zusammenstellung sind hier keine Grenzen gesetzt. Wenn Sie sich ganz viel Gutes tun wollen, können Sie Ihrem Gemüsesaft noch Wildkräuter wie Brennnessel, Löwenzahn oder roten Sauerampfer beigeben. Diese Wildkräuter stecken voller Mineralien, Vitamine und sekundären Pflanzenwirkstoffen und sind auf diese Weise exzellent geeignet, Ihre Kraftreserven aufzufüllen und Ihren Organismus mit neuer Energie zu betanken.

Übrigens: Weniger essen bedeutet vor allem auch, gezielt die richtigen Lebensmittel auszuwählen, also bewusster zu essen, langsamer zu essen, intensiver zu kauen und auf diese Weise mit weniger Nahrung genauso satt zu werden wie Menschen, die viel mehr essen. Die Lebensmittelindustrie suggeriert uns, dass wir die häufig viel zu fetten oder zu süßen und mit Zusatzstoffen hergestellten Speisen und Getränke unbedingt brauchen. So essen wir Aromen statt echter Früchte, künstlichen Käse, mit Hormonen vollgepumptes Fleisch und Geflügel oder Fertigspeisen mit unzähligen Geschmacksverstärkern. Hauptsache, es sieht lecker aus und ist billig. Doch Sie haben die Wahl. Machen Sie aus Ihrem Einkauf keine Jagd nach Sonderangeboten, sondern ein echtes Erlebnis für alle Sinne. Zum Beispiel, indem Sie auf dem Markt einkaufen gehen und dort frische unverarbeitete Nahrungsmittel kaufen und sich nach Gewürzen und Kräutern umsehen. Vielleicht können Sie den Marktbesuch auch mit einem Fahrradausflug verbinden. Dann schlagen Sie gleich zwei Fliegen mit einer Klappe: Bewegung und gesunde Kost.

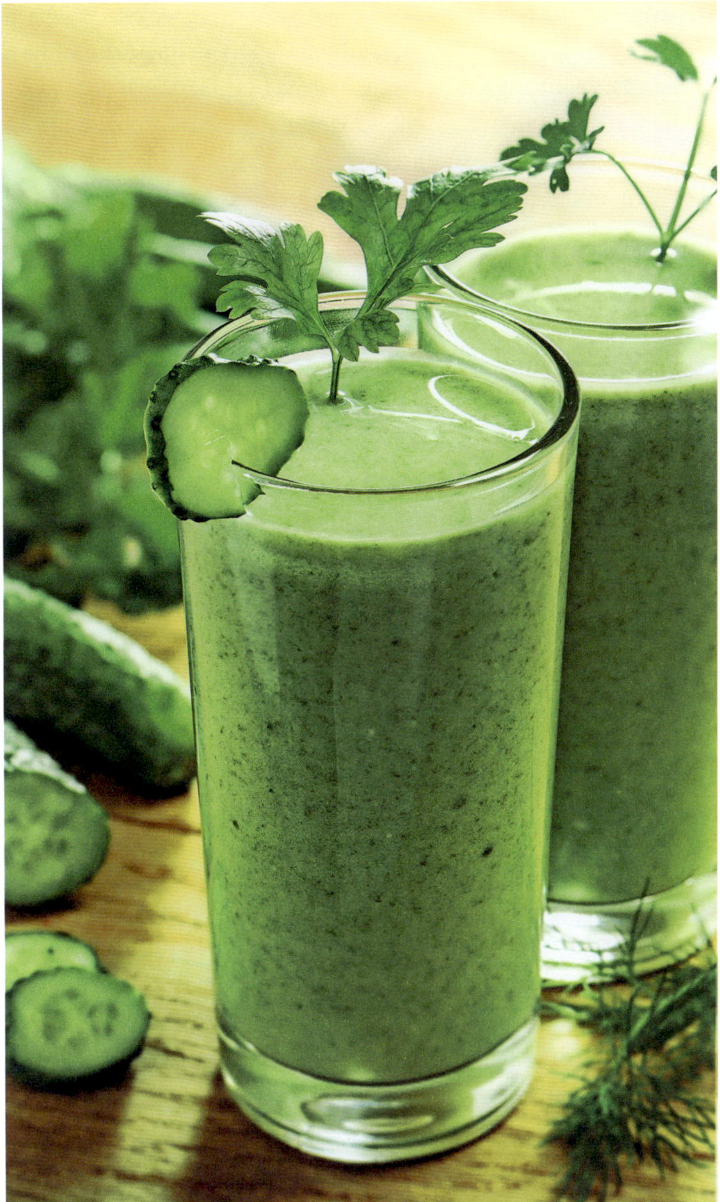

Ein Gemüsesaft mit Gurke und Spinat: Anti-Gicht-Drink und gut für die Figur.

Nahrungspausen langsam verlängern

- Zu Anfang werden Sie sich vielleicht noch nicht an eine längerfristige Nahrungspause herantrauen. In diesem Fall gelingt Ihnen der Einstieg, wenn Sie zunächst auf die Zwischenmahlzeiten und Snacks verzichten. Zwischen den Mahlzeiten sollten mindestens vier Stunden Pause liegen.
- Dann die Pausen auf acht Stunden ausweiten, beispielsweise von zwölf Uhr am Mittag bis zum Abend.
- Später wird die Essenspause dann auf vierzehn Stunden erweitert. Das bedeutet, nach acht Stunden Schlaf in der Nacht ist schon das meiste geschafft. Nun noch das Frühstück etwas hinausgezögert – etwa statt um acht Uhr morgens erst um zehn Uhr, und schon ist das Intervall von 14 Stunden zu Ende.
- Sind Sie so weit gekommen, ist die 16:8-Methode fast schon ein Kinderspiel: acht Stunden, in denen Sie ein oder zwei Mahlzeiten zu sich nehmen können, und dann 16 Stunden Pause.
- Danach können Sie das Fasten auf einen ganzen Tag ausweiten. Das Endziel kann bei diesem Modell das Verhältnis 2:1 sein – zwei Tage, in der Sie Mahlzeiten zu sich nehmen, dann einen Tag fasten.

!

Sie haben nicht über Nacht zugenommen, Sie können auch nicht über Nacht abnehmen – eigentlich logisch, oder?

Ob Sie sich nun für stundenweises Fasten entscheiden oder sich schon an ein tageweises Fasten herantrauen: positive Ergebnisse werden nicht lange auf sich warten lassen. Wichtig ist, dass Sie nicht übertreiben, sonst lässt sich die nächste Heißhungerattacke nicht vermeiden! Fangen Sie wirklich langsam an und steigern Sie die Nahrungspausen graduell. Sie haben nicht über Nacht zugenommen, Sie können auch nicht über Nacht abnehmen – eigentlich logisch, oder?

Wie gut Nahrungspausen auch bei schwer Übergewichtigen funktionieren, untersuchte das Aston Research Centre for Healthy

Aging and School of Life and Health Sciences an der Aston University in Birmingham im Jahr 2012. Dort verbesserten Übergewichtige, die bisher jeder Therapie und jeder Ernährungsumstellung getrotzt hatten, mit Intervallfasten ihren Blutdruck, Blutzuckerspiegel, Insulinspiegel und die Insulinsensitivität. Die Erfolge kamen einer Reduktionsdiät von 600 kcal täglich über längere Zeit gleich, mit dem Unterschied, dass es den Probanden viel besser gelang durchzuhalten, als bei der klassischen Reduktionsdiät.

Warum selbst kurzfristige Nahrungspausen auch in Fällen starken Übergewichts mehr Erfolge zeitigen als herkömmliche Diäten, liegt zum einen daran, dass sie so überaus praktisch in den Alltag eingebaut werden können. Und das mit den gleichen Effekten einer längeren Fastenkur, nämlich die Sinne zu schärfen und die Geschmacksknospen zu stärken, die oftmals einer Reizüberflutung durch Geschmacksverstärker ausgesetzt sind. Außerdem spielen der bewusstere Umgang mit unserer Nahrung und die Wertschätzung, die wir ihr damit wieder entgegenbringen, eine Rolle.

Intervallfasten

Intervallfasten 16/8 – Varianten

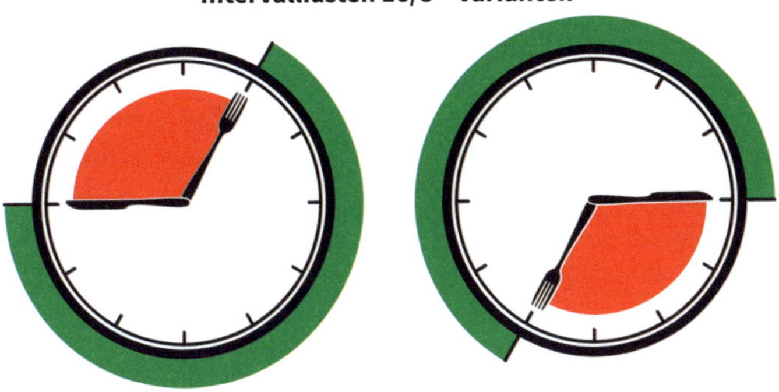

Wenn Sie das Frühstück auslassen: erste Mahlzeit um 13 Uhr, letzte Mahlzeit um 21 Uhr

Wenn Sie das Abendessen auslassen: erste Mahlzeit um 7 Uhr, letzte Mahlzeit um 15 Uhr

Experten-Interview: Was bei Diäten passiert

Eine gesunde Lebensführung und angepasste Ernährung ist die Basis für eine gute Gesundheit. Wie kann man das erreichen? Hier folgen Tipps aus erster Hand. Dr. Karin Mante ist als Ernährungswissenschaftlerin (Ökotrophologin) und zertifizierte Ernährungsberaterin in der praktischen Ernährungsberatung tätig und darüber hinaus u. a. Dozentin, Referentin und Gesundheitsförderin an Grundschulen.

Was halten Sie von Blitzdiäten?

Als Blitzdiät oder Crashdiät bezeichnet man eine Diät, die innerhalb kürzester Zeit eine deutliche Gewichtsabnahme (ein halbes bis ein Kilogramm pro Tag) verspricht. Blitzdiäten werden folglich gerne vor Beginn der Urlaubssaison bzw. bei anstehenden Festlichkeiten durchgeführt. Sie existieren in breiter Ausrichtung. Dabei werden häufig „Monodiäten" durchgeführt, bei denen der Fokus auf der Auswahl eines oder weniger Lebensmittel liegt. Da diese einseitige Kost meist unbegrenzt zur Verfügung steht, lässt die Lust auf Essen rasch nach, und es stellt sich von selbst eine reduzierte Kalorienzufuhr ein.

Beispiel hierfür ist die „Kohlsuppendiät", auch „Magic Soup" genannt. Die kalorienarme Suppe auf Basis von Weißkohl sättigt und enthält einen hohen Anteil an Ballaststoffen, die die Darmtätigkeit anregen. Da Kohl relativ schwer verdaulich ist, kann diese Ernährungsweise bei empfindlichen Menschen zu ausgeprägten Blähungen und Schmerzen führen. Eine andere Form der Blitzdiät stellen Formula-Diäten dar, bei denen eine oder mehrere Mahlzeiten durch Fertigprodukte wie Shakes, Suppen oder Riegel ersetzt werden. Diese Art von Diät ist einfach durchzuführen und somit auch relativ alltagstauglich. Da die Produkte mit Vitaminen und Mineralstoffen angereichert sind, wirkt der Verzehr einem Nährstoffmangel entgegen. Nachteile sind der verhältnismäßig hohe Preis sowie der geringe Anteil an Ballaststoffen, der zu Darmträgheit und Verstopfung führen kann.

Grundlage des Abnehmerfolges bei Blitzdiäten ist ein mehr oder weniger strikter Diätplan mit stark kalorienreduzierter, meist sehr einseitiger Ernährung. Um die Blitzdiät zu unterstützen, wird häufig ein begleitendes intensives Sportprogramm empfohlen, um zu verhindern, dass der Körper wichtiges körpereigenes Eiweiß in der Muskulatur abbaut. Die Gewichtsabnahme beruht bei einer Blitzdiät nicht vorrangig auf dem Abbau von Fettdepots. Die Diäten führen dazu, dass der Körper zur Energiegewinnung vorerst auf die Glykogenspeicher, das heißt auf die im Körper gespeicherten Kohlenhydrate zurückgreift. Da beim Abbau von Glykogen eine große Menge Wasser ausgeschieden wird, ist der überwiegende Anteil des Gewichtsverlusts bei Blitzdiäten auf eine Entwässerung zurückzuführen. Das Versprechen, bei Blitzdiäten in kürzester Zeit mehrere Kilogramm Fett zu verlieren, ist rein physiologisch nicht erfüllbar. Um ein Kilo Fett abzunehmen, müssen rund 7000 Kilokalorien eingespart werden. Auch weisen Blitzdiäten in aller Regel keinen nachhaltigen Effekt in der Ernährungsumstellung aus.

Um Blitzdiäten gesundheitsverträglich durchführen zu können, sollte man auch körperlich fit sein. Für Schwangere, Diabetiker und Adipöse sind derartige Diäten nicht empfehlenswert. Fazit: Wer dauerhaft Gewicht reduzieren und halten will, kommt um eine ausgewogene und energie- sowie nährstoffangepasste Ernährung nicht herum!

Gibt es den Jo-Jo-Effekt wirklich?

Ja. Im Laufe einer Diät sinkt das Körpergewicht infolge bewusst eingehaltener Energiereduktion ab. Ist das Wunschgewicht erreicht und stellt man seine Ernährung wieder auf „normale“ Verzehrgewohnheiten um, geht das Gewicht in vielen Fällen relativ rasch wieder zum Ausgangsgewicht zurück oder schießt manchmal sogar darüber hinaus.

Der Jo-Jo-Effekt kann durch nachhaltige Umstellungen der Ernährungs- und Lebensgewohnheiten vermindert oder vermieden werden. Dabei ist regelmäßige Bewegung mindestens ebenso wichtig wie die Beachtung von Regeln für eine ausgewogene Ernährung. Die Bedeutung regelmäßiger körperlicher Aktivität zur Vermeidung des Jo-Jo-Effekts liegt in folgenden Zusammenhängen: Eine verminderte Nahrungszufuhr führt zunächst zum erwünschten Gewichts- und vor allem Körperfettverlust. Die reduzierte Energiezufuhr signalisiert dem Körper aber auch eine Art von Notsituation, vergleichbar einer Hungersnot. Energie wird

►►

aus den eigenen Fettreserven freigesetzt. Die Folge sind die Verlangsamung zahlreicher Stoffwechselvorgänge und ein sinkender Grundumsatz: Der Mangel an Nahrung hat ein „Sparprogramm" in den Muskeln zur Folge. Und dieses bleibt auch dann bestehen, wenn Nahrung wieder zugeführt wird, und fördert das schnellere Auffüllen der Körperfettspeicher.

Bringen Nahrungspausen etwas für die Gewichtsreduktion?

Dass zwischen den Mahlzeiten Pausen von mindestens vier bis fünf Stunden eingehalten werden sollten, ist heute hinlänglich bekannt. Bei der Zufuhr von Kohlenhydraten (Nudeln, Kartoffeln, Brot, Weißmehlprodukte und Süßigkeiten) wandelt der Körper diese in Zucker um. Dieser gelangt ins Blut, und der Blutzuckerspiegel steigt. Als Reaktion auf den steigenden Blutzuckerspiegel schüttet der Körper Insulin aus. Dies kann wiederum bei vielen Menschen zu einer leichten Unterzuckerung und somit zu Heißhungerattacken führen. Der Körper hat nur in Esspausen Gelegenheit, Fett abzubauen, da der Abbau während der Insulinausschüttung nicht funktioniert.

Hier könnte Intervallfasten nicht nur eine Gewichtsreduktion bedingen, sondern sich vor allem positiv auf den Stoffwechsel auswirken. Der Stoffwechsel wird dabei nicht gedrosselt und die Muskelmasse nicht abgebaut. Neueste Labortests zeigen, dass nicht nur der Energiebzw. Fettanteil der Nahrung ausschlaggebend für Übergewicht ist, sondern vor allem der Zeitraum der Nahrungsaufnahme. Konkret sprechen Forschungsergebnisse dafür, dass regelmäßige Nahrungspausen- und Essenszeiten eingehalten werden sollten, um das Gewicht zu halten oder zu reduzieren.

Haben Sie noch einen besonderen Tipp zum Abnehmen?

Es gibt viele Wege zum Wunschgewicht. Am besten realisiert man den Wunsch, wenn man auf Menge und Qualität des Essens achtet und Sport treibt.

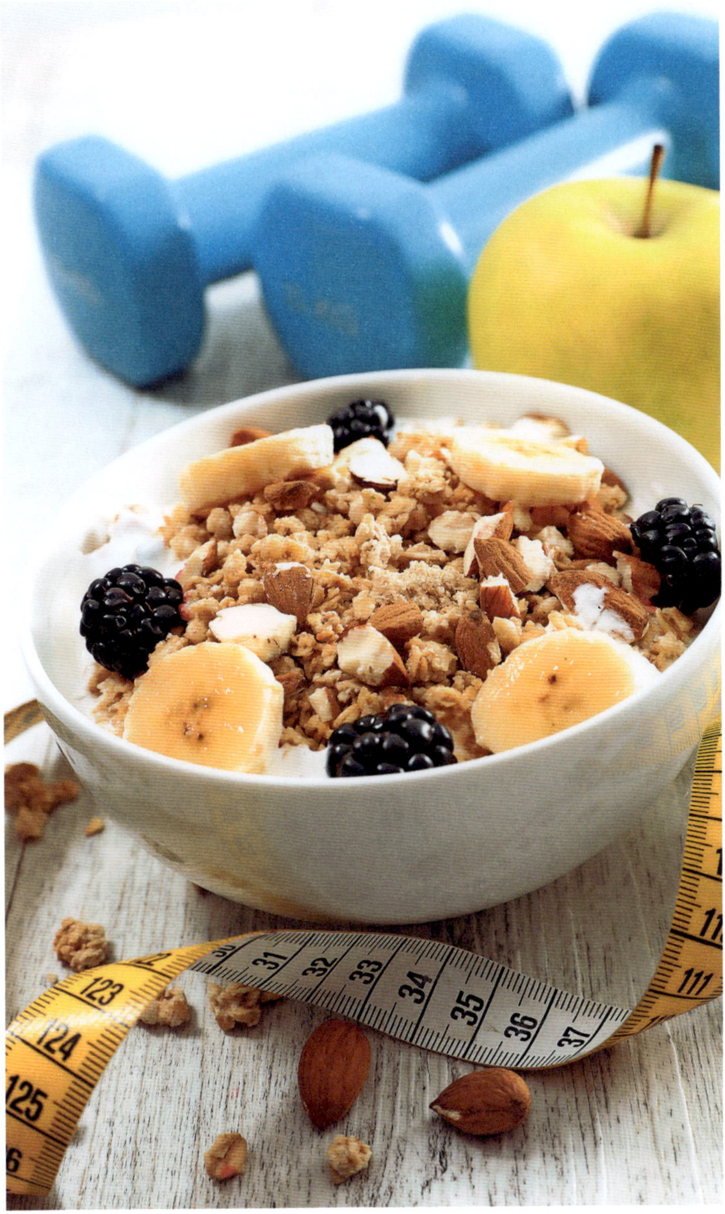

Eine ausgewogene Ernährung und Bewegung sind die beste Basis zum Erreichen des Wunschgewichts.

Der sichere Weg zum Wunschgewicht

Überlegen Sie, an welchen Stellschrauben Sie noch drehen können, um Ihr Übergewicht nachhaltig zu reduzieren:

- Überdenken Sie liebgewordene Ernährungsrituale: Essen Sie bei Alltagsstress, im Vorübergehen oder vor dem Fernseher? Stellen Sie diese Rituale weitgehend ab.
- Gehen Sie nie hungrig einkaufen und kaufen Sie nur das ein, was auf Ihrer Einkaufsliste steht. Legen Sie keine Vorräte an Süßigkeiten und Knabbereien an.
- Trinken Sie eine halbe Stunde vor dem Essen ein bis zwei Gläser Wasser (ca. 500 ml).
- Essen Sie langsam und bewusst, kauen Sie gut und legen Sie während des Essens öfter das Besteck zur Seite. Das Sättigungsgefühl setzt erst nach ca. 20 Minuten ein.
- Essen Sie von kleinen Tellern und richten Sie Ihr Essen schön an.
- Wenn Sie dennoch weiterhin Schwierigkeiten mit dem Abnehmen haben, können Sie eine Ernährungsberatung aufsuchen, um gemeinsam Ihr Ernährungsverhalten zu verändern.

Und zum Schluss noch einige Tipps, die Ihnen dabei helfen, Durchhaltevermögen zu entwickeln und schließlich ans Ziel zu gelangen.

- **Motivieren Sie sich selbst:** Die Motivation steht an oberster Stelle. Je stärker sie ist, desto größer sind Ihre Chancen durchzuhalten. Spornen Sie sich immer wieder selbst an, etwa indem Sie sich vorstellen, wie viel vitaler und strahlender Sie sein werden. Dadurch entwickeln Sie die Energie, die Sie zum Weitermachen brauchen.

- **Gehen Sie in kleinen Schritten voran:** Stecken Sie sich Etappenziele, die überschaubar und wirklich zu erreichen sind. Überfordern Sie sich nicht, sondern setzen Sie sich realistische Ziele, denn eine Überforderung frustriert Sie und raubt Ihnen wertvolle Kraft, die Sie zum Durchhalten brauchen.
- **Entwickeln Sie Gegenstrategien:** Was tun, wenn Ihnen etwas in die Quere kommt, etwa eine Krankheit oder belastende Ereignisse, oder wenn Sie einer Versuchung kaum widerstehen können? Gegenstrategien können helfen: Statt in der Eisdiele treffen Sie sich mit Ihren Freunden in einem Restaurant, in dem es viele leckere Salate gibt. Bei akutem Stress bauen Sie Inseln der Entspannung wie autogenes Training oder sanftes Yoga in Ihren Alltag ein.
- **Belohnen Sie sich selbst:** Schon als Baby haben wir gelernt, dass gutes Verhalten und gute Taten belohnt werden, schlechte jedoch bestraft. Dieses Prinzip motiviert Sie bis heute, Erfolg zu haben. Nutzen Sie es auch jetzt: Belohnen Sie sich beispielsweise mit einem Nachmittag im Wellnessbad, wenn Sie ein Etappenziel erreicht haben. Das wird Sie dazu anspornen, Ihr nächstes Ziel anzusteuern.
- **Bleiben Sie dran:** Phasen der Frustration, in denen man am liebsten aufgeben würde, sind ganz normal. Machen Sie einfach weiter, sagen Sie sich „Ich schaffe es!“ und bleiben Sie auf Ihrem Weg zu Wohlbefinden und Schlankheit. Es lohnt sich!

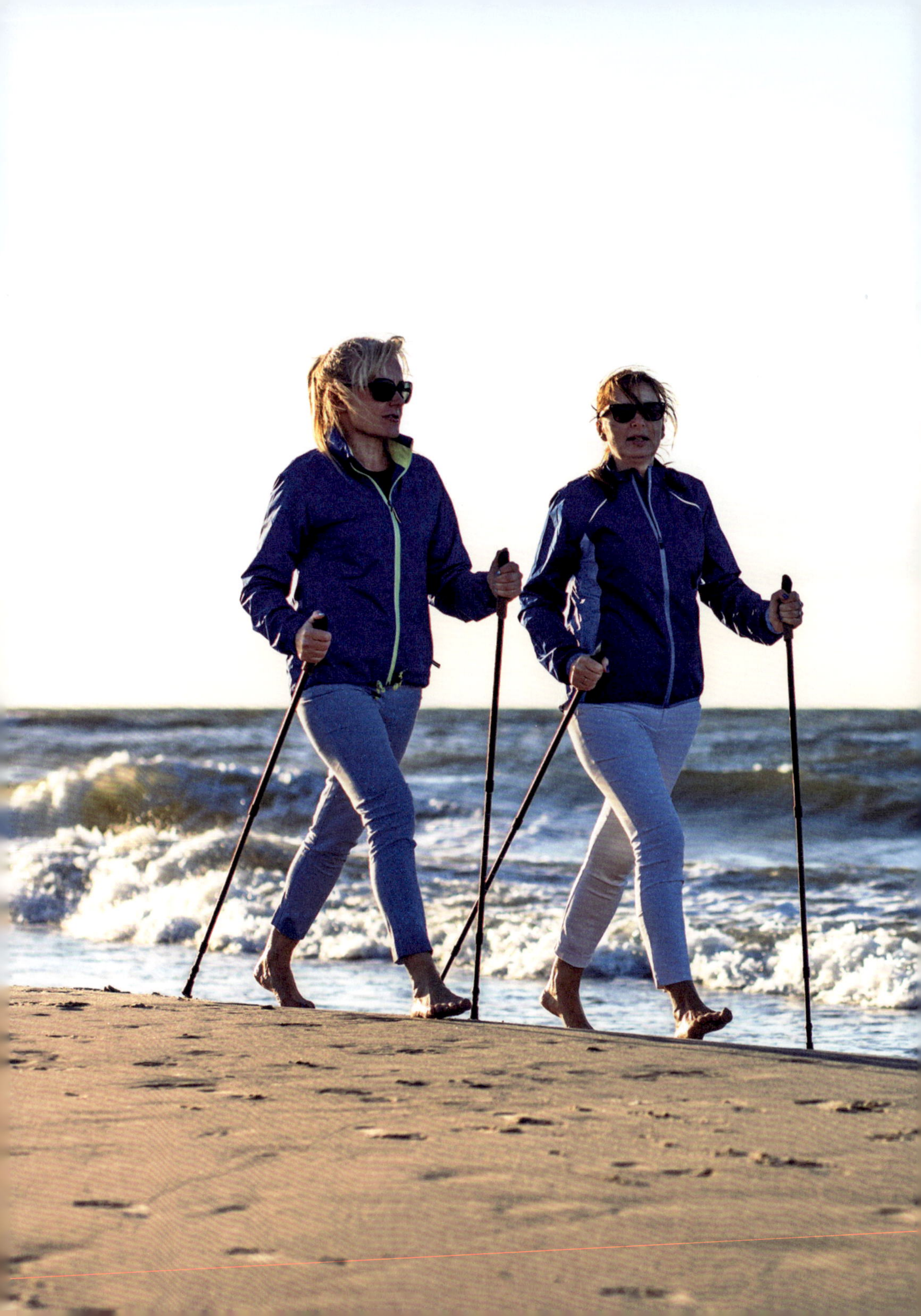

MIT BEWEGUNG GEGEN DIE SCHMERZEN

Nicht nur die Ernährung, auch die Bewegung spielt bei Gicht eine wichtige Rolle. Denn: Wer sich bewegt, verbraucht Energie. Wenn die Energie, die Sie verbrauchen, höher ist als die Energie, die Sie aufnehmen, haben Sie langfristig eine Chance, der Gicht Einhalt zu gebieten und darüber hinaus ein paar Kilos loszuwerden. Und Bewegung macht Sie nicht nur schlank und jünger, sondern auch noch richtig gesund! Wie das gelingt, was Sie tun können und welche Bewegungsform zu Ihnen passt, erfahren Sie in diesem Kapitel.

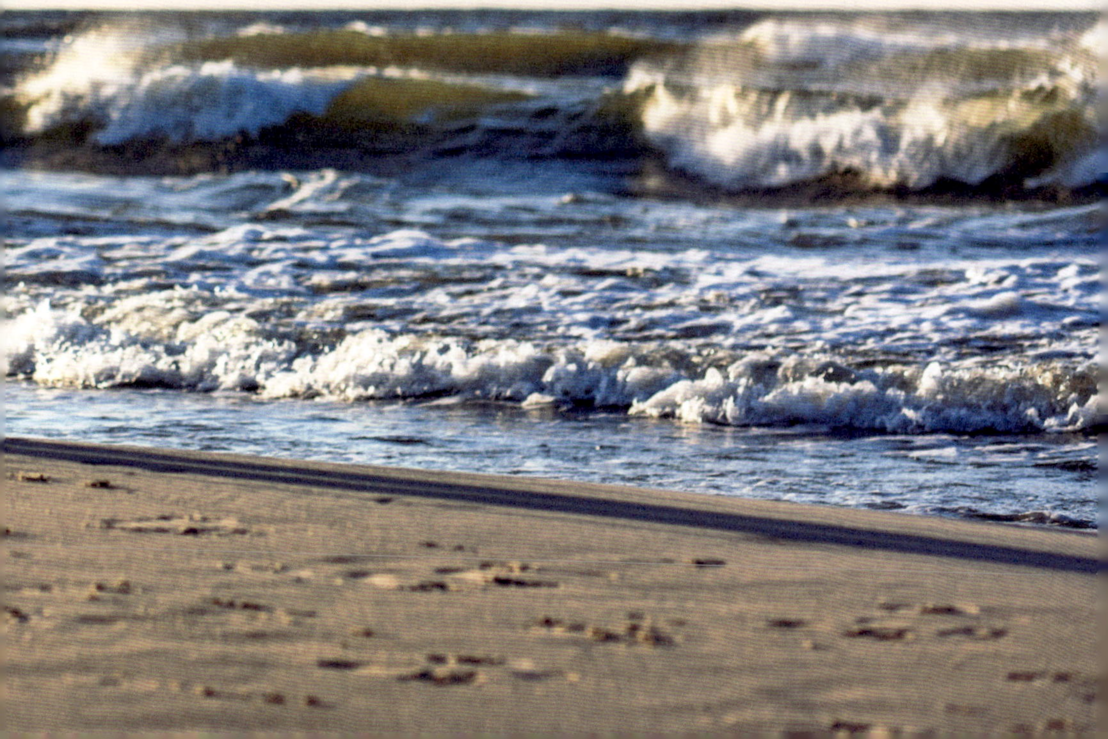

Kommen Sie in Bewegung!

Die erste Aufgabe bei Gicht ist es, die Ernährung umzustellen, um weitere Anfälle zu vermeiden. Aber um die Erkrankung langfristig in den Griff zu bekommen, gehört noch etwas mehr dazu: Sie sollten sich auch regelmäßig bewegen, um Ihre Gelenke wieder fit zu bekommen.

Noch vor hundert Jahren lief der Mensch pro Tag einige Kilometer. Das schaffen heute höchstens noch Krankenschwestern oder Zugbegleiter – der normale Büromensch kommt täglich höchstens auf ein paar hundert Meter. Von der Haustür zum Auto, vom Auto zum Büro, mittags zur Kantine und abends wieder nach Hause, und auch zum Supermarkt nehmen wir lieber das Auto. Unser Alltag erfordert kaum noch Bewegung, dabei sind wir gar nicht für eine sitzende Lebensweise gemacht. Zu wenig Bewegung macht uns krank!

> **!**
>
> Es ist nicht schwer, in Schwung zu kommen und den Stoffwechsel auf Gesundheit zu programmieren!

Dabei ist es so einfach, in Schwung zu kommen und den Stoffwechsel auf Gesundheit zu programmieren. Sie müssen gar nicht viel dafür leisten: Schon mit einer halben Stunde Bewegung am Tag tun Sie Ihrer Gesundheit etwas Gutes. Dabei müssen – und sollten – Sie sich nicht überanstrengen. Eine leicht beschleunigte Atmung ist schon viel wert, Sie müssen nicht übermäßig ins Schwitzen kommen. Gehen Sie den Weg zur Imbissbude in der Mittagspause ein bisschen schneller hin und wieder zurück oder erledigen Sie öfter kleine Einkäufe. Fahren Sie beispielsweise den Weg zur Arbeit mit dem Fahrrad, bringen Sie etwas Schwung in den Hausputz oder in die Gartenarbeit, gehen Sie zügig, wenn Sie Ihre Besorgungen erledigen. Der Begriff „Ausdauertraining“ klingt unangenehmer, als er ist. Schließlich sollen Sie keinen 100-Meter-Sprint machen oder gleich für einen Marathon trainieren. Bei einem Ausdauertraining dreimal pro Woche mit einer Belastungszeit zwischen 20 und 60 Minuten kommen Sie leicht ins Schwitzen und müssen etwas schneller atmen. Es sollte in jedem Fall noch möglich sein, sich unangestrengt zu unterhalten!

Damit unterstützen Sie nicht nur das Abnehmen: Regelmäßig betriebener Ausdauersport hilft auch, den Harnsäurespiegel zu senken, und stärkt den Stoffwechsel. Maßvolle Bewegung kann sogar den Zustand der chronisch entzündeten Gichtgelenke bessern, denn durch Bewegung produzieren die Gelenke Gelenkschmiere. Diese verbessert nicht nur die Beweglichkeit, sondern hat auch eine heilende Wirkung auf Entzündungen. Und gut trainierte Muskeln verbrauchen mehr Kalorien und helfen damit ebenfalls beim Abnehmen.

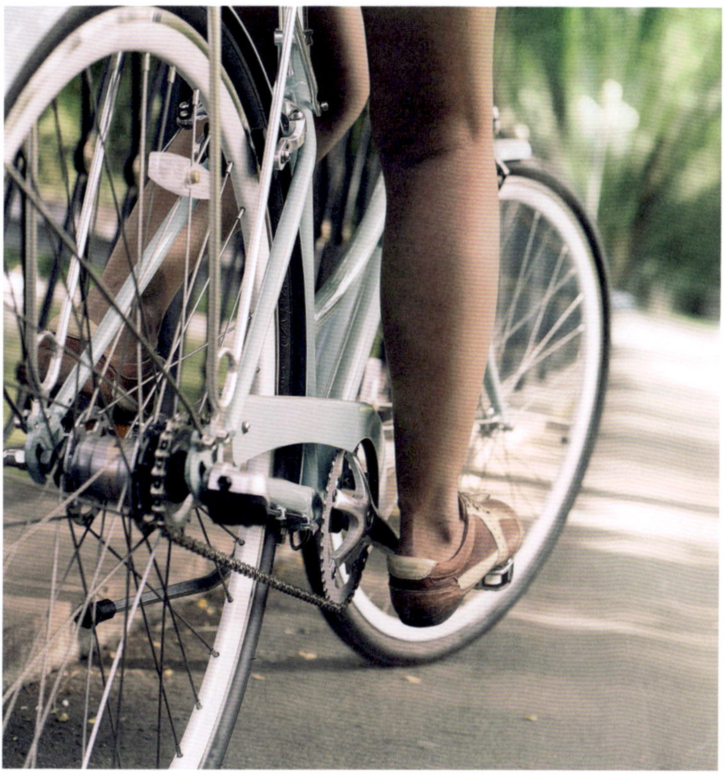

Wer sich regelmäßig bewegt, tut auch seinen Gelenken etwas Gutes!

Insgesamt haben Bewegung und Sport bei Gicht viele Vorteile:

- Entzündungsreaktionen werden reduziert.
- Schmerzen werden gedämpft.
- Sie schützen Ihre Gelenke, und die Gelenke, die von Gicht betroffen sind, bleiben beweglich.
- Harnsäure kann sich weniger gut ablagern und wird über die Nieren verstärkt ausgeschieden.

Nicht nur auf die Gicht, auch auf andere Krankheiten wirkt Bewegung positiv. Sport senkt das Risiko für viele Erkrankungen wie Bluthochdruck, Arteriosklerose, Herzinfarkt, Schlaganfall, Diabetes und Osteoporose, sogar für Darm- und Brustkrebs. Und er verlängert das Leben: Wer regelmäßig Sport treibt, lebt statistisch mindestens drei bis vier Jahre länger.

Besser schlafen, weniger krank sein

Jeder Vierte in Deutschland wird von Schlafstörungen geplagt. Regelmäßiges körperliches Training wirkt sich auch positiv auf Probleme mit dem Schlafen aus. Der Grund: regelmäßige körperliche Bewegung von nur 30 Minuten täglich erhöht die Fähigkeit des Körpers, Sauerstoff aufzunehmen, und wenn das Schlafzentrum des Gehirns mehr Sauerstoff bekommt, schläft man schneller ein und besser durch.

Auch das Immunsystem wird widerstandsfähiger, denn Sport weckt die körpereigene Abwehr: Es produziert wesentlich mehr Killerzellen, die Krankheitserreger in Schach halten und den Organismus vor Infekten schützen. Wer zwei bis drei Stunden in der Woche trainiert, kann die Immunzellen im Blut um ein Vielfaches erhöhen und sich so wirksam vor Krankheiten schützen – auch vor Gichtanfällen: Sport kurbelt die Stoffwechselprozesse an und fördert so auch die Ausscheidung der überschüssigen Harnsäure über die Nieren.

So wirkt Bewegung:

Muskelaufbau: Regelmäßiges Training ist reines Kraftfutter für die Muskulatur. In den Muskelzellen bilden sich neue Mitochondrien, winzige Energiekraftwerke, die den Sauerstoff verarbeiten. Daraufhin wachsen mehr Muskelfasern und der Muskelquerschnitt vergrößert sich.

Fettabbau: Parallel zum Muskelaufbau baut der Körper Fett ab. Und was für Sie besondere Vorteile hat: Er holt sich dieses Fett aus den Depots an Bauch, Beinen und Po, die normalerweise jedem Zugriff trotzen.

Kreislaufanregung: Sport bringt Herz und Gefäße richtig in Schwung. Die Durchblutung wird angekurbelt, das Blut strömt besser durch die Adern bis in die Kapillaren, die feinen Haargefäße. Regelmäßiges Training fördert die Bildung neuer Kapillaren, verringert den Strömungswiderstand in den Blutbahnen und senkt so den Blutdruck.

Herzgesundheit: Das Herz arbeitet viel ökonomischer, es schlägt langsamer und erbringt mehr Pumpleistung.

Knochenkräftigung: Körperliche Bewegung fördert den Knochenaufbau und hemmt den Knochenabbau. Sie kann sie wirksam vor Osteoporose (Knochenschwund) schützen.

Gelenkschutz: Sport schützt die Gelenke, denn die Muskeln darum herum werden gestärkt, es bildet sich mehr Gelenkflüssigkeit, die Gelenkflächen bleiben geschmeidig und die Gelenke beweglich.

Konzentrationssteigerung: Bewegungsübungen bringen die grauen Zellen auf Trab. Eine amerikanische Studie zeigte, dass Konzentration, Denkleistung und die Fähigkeit, Entscheidungen zu treffen, steigen, wenn man dreimal in der Woche für 30 bis 45 Minuten läuft – weil durch die verbesserte Blutzirkulation u. a. wesentlich mehr Sauerstoff ins Gehirn gelangt.

Stärkung des Selbstwertgefühls: Eine aufrechte Haltung bewirkt einen aufrechten Geist. Wer sich sportlich betätigt, fühlt sich sicherer in seinem Körper und dadurch selbstbewusster. Außerdem macht Sport zufriedener, glücklicher und ausgeglichener. Menschen, die sich viel bewegen, haben nämlich einen höheren Pegel an Endorphinen, den Glückshormonen.

Ausdauer und Kraft

!

Regelmäßiges Krafttraining ist gut für den Muskelaufbau, den Fettabbau und die Knochenkräftigung.

Sinnvoll ist z. B. regelmäßiges Krafttraining für den Muskelaufbau. Es bewirkt, dass mehr Muskelfasern wachsen und der Muskelquerschnitt größer wird. Gleichzeitig baut der Körper Fett ab, der Kreislauf wird angeregt und die Knochen werden gekräftigt. Mit Krafttraining zweimal in der Woche erhalten Sie Ihre Muskulatur oder bauen sie – je nach Intensität – sogar auf. Hierzu müssen Sie nicht unbedingt an Geräten im Fitnessstudio trainieren, Sie können das Krafttraining auch zu Hause mit dem eigenen Körpergewicht oder kleinen Hilfsmitteln wie Hanteln oder gefüllten Wasserflaschen, einem Theraband oder einem Fitness-Tube absolvieren.

Bewegung und Beweglichkeit halten jung und den Körper geschmeidig. Vergessen Sie also das Dehnen nicht! Können Sie in der Vorbeuge Ihre Fußzehen mit den Fingerspitzen erreichen? Schaffen Sie es, beide Hände hinter dem Rücken ineinander zu verschränken, die Arme lang nach hinten auszustrecken und die Handballen dabei fest zusammenzupressen?

Mit jeder weitergehenden sportlichen Aktivität ist nicht unbedingt ein Marathon oder Triathlon gemeint. Sport soll ja auch Spaß machen und Ihren individuellen Vorlieben entsprechen. Der eine ist z. B. ein leidenschaftlicher Bergwanderer, der andere spielt für sein Leben gern Fußball. Und Tanzen ist eine der besten Sportarten, um den Körper ganzheitlich zu trainieren. Es gibt kaum eine schönere Bewegung, die alle Muskeln aktiviert, das Gehirn mit seinen vielen Millionen Nervenzellen synchronisiert und unseren Körper stärkt.

Wann Sie nicht trainieren sollten

Bei einem grippalen Effekt, einer starken Erkältung oder Fieber ist Bewegung und Anstrengung kontraproduktiv. Legen Sie eine Pause ein!

Haben Sie Schmerzen während des Trainings? Dann kontrollieren Sie zuerst einmal, ob Sie richtig trainieren, die richtige Körperhaltung einhalten oder die Beschreibung der Übung richtig ausführen. Falls die Schmerzen dennoch wieder auftreten, sollten Sie einen Arzt aufsuchen, um ein gesundheitliches Problem auszuschließen oder frühzeitig behandeln lassen zu können.

Trainieren Sie nie mit vollem Bauch! Der Körper ist erst einmal zur Genüge mit der Verdauung beschäftigt.

Welches Training passt zu mir?

Es gibt eine große Auswahl an unterschiedlichen Ausdauersportarten: Joggen, Walken, Fahrradfahren, Schwimmen, Inlineskating, Aerobic oder Skilanglauf. Welche zu Ihnen passt, probieren Sie am besten aus. Der Comedian Lars Sörensen wählte das Fahrradfahren, um seinem Übergewicht zu Leibe zu rücken. Er radelte täglich 40 Kilometer und konnte so in Verbindung mit einer ausgewogenen Ernährung innerhalb von zehn Monaten sein Körpergewicht von 162 Kilo auf 92 Kilo reduzieren. Vielleicht gefällt Ihnen diese Idee, und Sie möchten es ihm gleichtun – Sie müssen Ihre Ziele ja nicht gleich so hoch stecken wie er. Hauptsache, Sie fangen überhaupt an, dann können Sie es auch langsamer angehen. Finden Sie das Ausdauertraining, das Ihnen Spaß und Freude bereitet, dann werden Sie auch gern etwas mehr Zeit aus Ihrem Alltag abzwacken, um sich Ihrem persönlichen Abnehmprogramm zu widmen.

!

Finden Sie ein Ausdauertraining, das Ihnen Spaß und Freude bereitet!

Das Ziel des Ausdauertrainings ist es schließlich nicht, jedesmal mit hochrotem Kopf und fix und fertig aufs Sofa zu fallen und den ganzen Tag nicht mehr in der Lage zu sein, sich zu bewegen. Wichtig ist nicht, wie viel Sie tun, sondern dass Sie es regelmäßig tun, auch wenn die Fortschritte dann langsamer sichtbar werden. Wenn Sie nur sporadisch üben, wird sich wenig verändern, daher überwinden Sie sich: Mit ein bisschen Willen und Ehrgeiz schaffen Sie es – Sie sollten es sich wert sein.

Radfahren – das Basisprogramm

Abgesehen davon, dass Sie mit dem Fahrrad etwas für die Umwelt tun, ist diese Fortbewegungsart sehr gelenkschonend. Vor allem wer einige Kilos zu viel mitbringt, kann mit dem Rad schonend ins Ausdauertraining einsteigen. Besorgen Sie sich einen Sattel, auf dem Sie bequem und längere Zeit sitzen können, und dann nichts wie raus an die frische Luft! Wenn Sie weniger Zeit haben, können Sie sich einen Hometrainer anschaffen oder im Fitnessstudio radeln gehen. Der gleichmäßige Wechsel von Be- und Entlastung verbessert Ihr Herz-Kreislauf-System, trainiert Ihre Atmung, kräftigt Ihren Körper und lässt zugleich allmählich die Pfunde schmelzen. Sie können mit der dosierbaren Belastung vom Alltag abschalten und gleichzeitig ein moderates Ausdauertraining betreiben.

Fahren Sie anfangs in kleineren Gängen und dafür mit einer höheren Trittfrequenz, bis Sie eine Verbesserung Ihrer Kondition verspüren. Wichtig ist, dass Sie Ihren Rhythmus finden und stets in diesem fahren. So werden Sie immer längere Distanzen schaffen und bald von dieser längeren Trainingsdauer profitieren.

Wenn Rücken- oder Handgelenksbeschwerden auftreten, kann das an einer falschen Körperhaltung liegen. Überprüfen Sie die Einstellungen von Lenker und Sattel, sodass Sie möglichst aufrecht sitzen können und sich so wenig wie möglich mit Ihren Armen auf dem Lenker abstützen müssen. Die Arme sollten immer leicht gebeugt und die Handgelenke entspannt bleiben. Die Sattelhöhe wird idealerweise so eingestellt, dass Sie die Beine nicht ganz durchstrecken müssen, wenn sich das Pedal am tiefsten Punkt befindet.

Der 10-Wochen-Rad-Plan für Einsteiger: Wenn Sie noch nie oder zuletzt vor vielen Jahren auf einem Fahrrad saßen, dann lassen Sie es langsam angehen. Denn der Spaßfaktor sollte nie zu kurz kommen, und das tut er nur, wenn Sie sich nicht überbelasten. Ziel des 10-Wochen-Plans ist es, eine halbe Stunde am Stück flottes Radfahren mit lockerer Atmung durchzuhalten.

Beginnen Sie in der ersten Woche mit dreimal fünf Minuten flottem Radfahren und legen Sie dazwischen und am Ende der Tour jeweils eine aktive Pause von zwei Minuten ein, in der Sie gemütlicher fahren. Erhöhen Sie die Intervallzeit in den darauf folgenden Wochen wie folgt:

WOCHE	INTERVALLE	INTERVALLZEIT	AKTIVE PAUSE	GESAMTZEIT
1	3	5 Minuten	3 x 2 Minuten	21 Minuten
2	3	6 Minuten	3 x 2 Minuten	24 Minuten
3	3	7 Minuten	3 x 2 Minuten	27 Minuten
4	3	8 Minuten	3 x 2 Minuten	30 Minuten
5	3	9 Minuten	3 x 2 Minuten	33 Minuten
6	3	10 Minuten	3 x 2 Minuten	36 Minuten
7	2	15 Minuten	2 x 2 Minuten	34 Minuten
8	2	18 Minuten	2 x 2 Minuten	40 Minuten
9	1	25 Minuten	–	25 Minuten
10	1	30 Minuten	–	30 Minuten

Trainieren Sie an drei Tagen in der Woche, vorzugsweise mit jeweils einem Tag Pause dazwischen.

!

Sie brauchen zum Walking nur stabiles Schuhwerk und eine dem Wetter angepasste Kleidung.

Walking – die sanfte Art des Joggens

Walking ist die gelenkschonende Alternative zum Joggen bzw. Laufen: Dadurch dass immer ein Bein am Boden bleibt, müssen weniger starke Stöße von den Gelenken abgefangen werden. Dieses bewusste Gehen, wobei der gesamte Fuß von der Ferse zu den Fußzehen abgerollt wird, trainiert die Kondition, bringt den Kreislauf in Schwung und hält den Körper fit. Die Arme werden locker aus den Schultern heraus mitgeschwungen, was die Intensität im Vergleich zu einem Spaziergang erhöht. Die Atmung erfolgt dadurch tiefer und bewusster, wodurch der Stoffwechsel angekurbelt wird und so überflüssige Pfunde schneller schmelzen. Halten Sie beim Walken den Oberkörper aufrecht und wählen Sie eine Schrittlänge, die Ihnen eine Kontrolle über Ihre Körperhaltung erlaubt. Sie brauchen keine spezielle Ausrüstung, nur stabiles Schuhwerk, am besten mit gut gedämpfter Sohle, und eine dem Wetter angepasste Kleidung.
Der 5-Wochen-Walking-Plan für Einsteiger: Als Einsteiger sollten Sie den Ehrgeiz zurückstecken und sich erst einmal auf die richtige Walking-Technik und die Intensität konzentrieren. Ziel des 5-Wochen-Plans ist es, 45 Minuten mit zügigem Tempo bei lockerer Atmung durchzuhalten. Beginnen Sie in der ersten Woche mit fünf Minuten gemütlichem Walken, erhöhen Sie dann in den nächsten fünf Minuten die Intensität durch größere Schritte, um die darauf folgenden drei Minuten mit kleineren, dafür schnelleren Schritten durchzuhalten.

Beginnen Sie nach dem dritten Intervall wieder von vorn und beenden Sie dann Ihr Walking-Training mit vier Minuten gemütlichem Auslaufen. So haben Sie bereits 30 Minuten Trainingszeit in der ersten Woche vollbracht. Verändern Sie die Intervallzeit in den darauf folgenden Wochen wie folgt:

WOCHE	1	2	3	4	5
Intervall gemütlich walken	2 x 5 Minuten	2 x 6 Minuten	2 x 6 Minuten	2 x 6 Minuten	2 x 6 Minuten
Intervall größere Schritte	2 x 5 Minuten	2 x 6 Minuten	2 x 5 Minuten	2 x 6 Minuten	2 x 8 Minuten
Intervall kleine, schnelle Schritte	2 x 3 Minuten	2 x 4 Minuten	2 x 6 Minuten	2 x 6 Minuten	2 x 6 Minuten
gemütliches Auslaufen	1 x 4 Minuten	1 x 4 Minuten	1 x 4 Minuten	1 x 5 Minuten	1 x 5 Minuten
Trainingszeit gesamt	30 Minuten	36 Minuten	38 Minuten	41 Minuten	45 Minuten

Trainieren Sie an drei Tagen in der Woche, vorzugsweise mit jeweils einem Tag Pause dazwischen.

Joggen – laufend Fett verbrennen

Das Joggen oder Laufen ist die Steigerung zum Walken – auf den Trainingseffekt, aber auch in der Anforderung an den Bewegungsapparat. Aber: Je höher das Körpergewicht, umso stärker ist die Beanspruchung von Wirbelsäule, Gelenken und Bändern. Bei bekannten Gelenkbeschwerden, vor allem in den Knien, sollten Sie nicht übertreiben. Vor allem wenn Sie untrainiert sind, sollten Sie mit dem Joggen noch etwas warten und mit dieser Form des Ausdauertrainings erst nach regelmäßigen Walking-Einheiten beginnen.

Laufen heißt nicht rennen! Gesundes Laufen fordert zwar, aber überfordert nicht. Das richtige Tempo finden Sie, wenn Sie auf Ihre Atmung achten. Wenn die Puste ausreicht, um nebenbei

!

Gesundes Laufen fordert zwar, aber überfordert nicht. Das richtige Tempo finden Sie, wenn Sie auf Ihre Atmung achten.

ein Schwätzchen zu halten, sind Sie auf dem richtigen Weg. Sie werden dennoch ins Schwitzen kommen und sich dafür am Ende des Laufes angenehm ermüdet fühlen – aber nicht einer Ohnmacht aus Erschöpfung nahe. Es zählt also nicht die Intensität, sondern die Dauer für ein Fett verbrennendes Ausdauertraining. Versuchen Sie mit jedem weiteren Üben die Laufdistanz zu verlängern.

Als Ausrüstung sind gut gedämpfte Sportschuhe ein Muss. Den perfekten Schuh finden Sie im Fachgeschäft, wo mithilfe von entsprechenden Geräten Ihre Fußanatomie berücksichtigt wird. Atmungsaktive Kleidung ist komfortabler als die Jogginghose und das Sweatshirt aus dem untersten Schrankschubfach, doch anfangs tun es die guten alten Lieblingsteile auch.

Der 8-Wochen-Lauf-Plan für Einsteiger: Mit einer Grundlagenausdauer werden Sie gesund trainieren und von einem aktivierten Fettstoffwechsel profitieren können. Halten Sie sich deshalb als

Wer gesund läuft, überfordert sich dabei nicht.

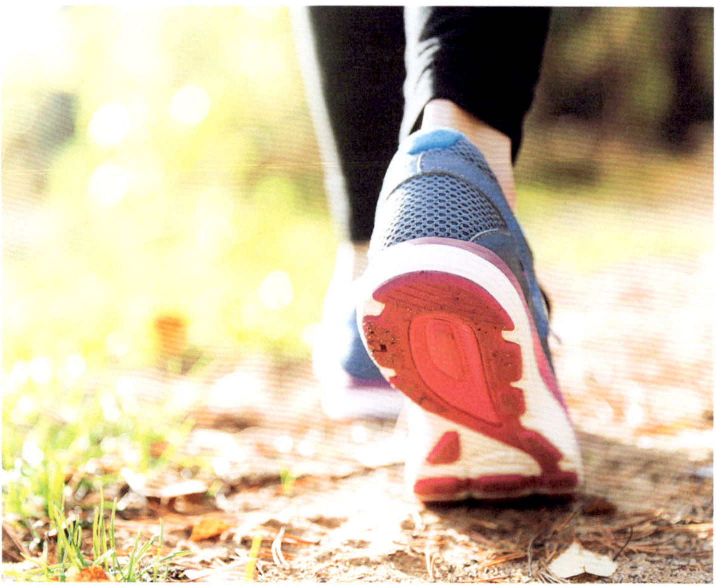

Laufeinsteiger unbedingt an die unten empfohlenen Trainingsintervalle. Ziel des 8-Wochen-Plans ist es, nach acht Wochen 30 Minuten mit zügigem Tempo und lockerer Atmung durchzuhalten. Beginnen Sie in der ersten Woche mit 20 Minuten Laufzeit, wobei Sie zwischen drei Minuten zügigem Laufen und drei Minuten aktiver Pause in Form von zügigem Gehen oder Walken abwechseln. Wiederholen Sie dies dreimal und gehen Sie zum Abschluss Ihres Lauftrainings weitere zwei Minuten gemütlich weiter. Verändern Sie die Intervallzeit in den darauf folgenden Wochen wie folgt:

WOCHE	ZÜGIGES LAUFEN	AKTIVE PAUSE	GEMÜTLICHES AUSLAUFEN	GESAMTZEIT
1 und 2	3 x 3 Minuten	3 x 3 Minuten	1 x 2 Minuten	20 Minuten
3 und 4	3 x 4 Minuten	3 x 3 Minuten	1 x 2 Minuten	23 Minuten
5 und 6	3 x 5 Minuten	3 x 3 Minuten	1 x 2 Minuten	26 Minuten
7 und 8	4 x 5 Minuten	3 x 3 Minuten	1 x 1 Minute	30 Minuten

Trainieren Sie an drei Tagen in der Woche, vorzugsweise mit jeweils einem Tag Pause dazwischen. Denken Sie jedoch daran: Laufen Sie lieber häufiger als länger. Sie und Ihr Körper profitieren mehr von dreimal pro Woche 30 Minuten Laufen als nur einem Mal in der Woche 90 Minuten.

Sport bei einem akuten Gichtanfall?

Bei einem akuten Gichtanfall sollten Sie auf Bewegung verzichten. In diesem Zustand benötigt das entzündete Gelenk Ruhe und Schonung. Wenn Sie kein Fieber haben und sich dazu in der Lage fühlen, können Sie jedoch durchaus beispielsweise ein leichtes Hanteltraining für die Arme durchführen. Ist der Gichtanfall vorüber, können Sie wieder wie gewohnt den ganzen Körper trainieren.

Mit Beharrlichkeit zum Ziel

Neben Walken, Laufen und Fahrradfahren bieten sich noch viele andere Sportarten an, um ein gesundes und den Fettstoffwechsel förderndes Ausdauertraining zu absolvieren: Zum Beispiel Inlineskating, Schwimmen, Aquajogging, Rudern, Skilanglauf oder Aerobic mit all seinen modernen Varianten wie Fitboxen, Hip-Hop-Dance oder Zumba. Lassen Sie sich inspirieren, suchen Sie Kontakte zu Vereinen, Fitnessstudios oder Volkshochschulen. Probieren Sie aus, wonach Ihnen ist, und denken Sie immer daran: Überfordern Sie sich nicht. Sport soll nicht wehtun, sondern Spaß machen! Wenn Sie anfangs nicht die empfohlenen Trainingszeiten, -einheiten oder Übungswiederholungen schaffen, ist das nicht so schlimm. Mit regelmäßigem Üben werden Sie sich bald steigern können.

!

Haben Sie einmal einen besonders „schlappen" Tag, dann zügeln Sie Ihren Trainingsehrgeiz, indem Sie etwas weniger machen.

Hören Sie auf Ihren Kopf! Denn nicht jeder Tag ist gleich. Haben Sie einmal einen besonders „schlappen" Tag, dann zügeln Sie Ihren Trainingsehrgeiz, indem Sie etwas weniger machen. Dafür können Sie am nächsten Tag wieder voll durchstarten.

Hin und wieder hilft es auch, sich seinen Wunsch, sein Ziel anschaulich zu machen. Hängen Sie hierzu ein Bild aus früheren, gesunden Zeiten oder ein Foto Ihres Idols mit Ihrer Wunschfigur an den Badezimmerschrank oder besser noch an die Kühlschranktür. Und falls Sie zwischendurch das Gefühl überkommt, dass sich trotz regelmäßigen Trainings nichts tut, machen Sie dennoch weiter! Die Kilos, die man durch zu wenig Bewegung und zu vielen Kalorien zunimmt, sieht man ja auch erst Wochen später. Genauso funktioniert es umgekehrt mit dem Fettabbau und dem Muskelzuwachs. Bleiben Sie dran, Ihre Geduld zahlt sich aus!

Passive Therapietechniken

Wenn Gicht besonders hartnäckig ist oder bereits chronisch geworden ist, ist es ratsam, sich besser zunächst bewegen zu lassen als sich selbst zu bewegen. Dadurch bekommen Ihre Gelenke langsam den Spielraum zurück, den sie für ein Sportprogramm oder Ausdauertraining brauchen. Auf den folgenden Seiten erfahren Sie, welche Behandlungsmöglichkeiten aus der Physiotherapie und Osteopathie besonders für die Therapie von Gelenkproblemen geeignet sind, wie sie vor allem bei chronischer Gicht vorkommen.

Physiotherapie – Anwendungen mit langer Tradition

Der Begriff Physiotherapie leitet sich von den griechischen Begriffen phýsis = Natur und therapeía = Heilung ab. Als natürliches Heilverfahren nutzt die Physiotherapie die Selbstheilungskräfte und Anpassungsmechanismen des Körpers, um Störungen wie etwa Bewegungseinschränkungen zu heilen und die körperliche Integrität wiederherzustellen. Dabei bedienen sich die Physiotherapeuten unterschiedlicher Methoden. Es gibt aktive und passive Bewegungsübungen, Massagen, Wärme- und Kälteanwendungen, Wasser- und Elektrotherapien und vieles mehr. Viele Anwendungen haben eine lange Tradition und sind z. B. von den Lehren des Pfarrers Sebastian Kneipp (1821–1897) beeinflusst. Vor allem die Wasseranwendungen mit Wickeln, Güssen, Waschungen und Bädern gehen auf die therapeutischen Konzepte des berühmten Naturheilkundigen aus Bad Wörishofen zurück.

Die aktive und passive Bewegungstherapie zielt vor allem darauf ab, die Beweglichkeit des Körpers zu verbessern sowie Kraft, Ausdauer und Koordination zu stärken. Die physikalischen Anwendungen wirken hier unterstützend und helfen, Schmerzen zu lindern sowie Stoffwechsel und Durchblutung zu aktivieren. Grundlage dieser Behandlungen ist das Prinzip von Reiz und Reizantwort. Am Beispiel der Hydrotherapie, der Behandlung mit Wasser, erklärt: Warmes und kaltes Wasser üben unterschiedliche Temperaturreize auf die Haut aus, die vom Körper unterschiedlich beantwortet werden. Die Haut registriert zunächst den Temperaturreiz. Das geschieht über Temperaturfühler, sogenannte Thermorezeptoren, in der Haut. Diese melden den Temperaturreiz an die Nerven, die sie ans Rückenmark weiterleiten, damit sie zum Gehirn gelangen können. Temperaturreize bewirken dort bestimmte Effekte, etwa die Änderung des Herzschlags, des Blutdrucks und des Wachheitsgrades. Außerdem führen die Temperaturreize zu einem verringerten Muskeltonus. Dies erweist sich bei der Behandlung von Schmerzen als sehr wirksam.

!

Temperaturreize erweisen sich bei der Behandlung von Schmerzen als sehr wirksam.

Verschiedene Behandlungsmethoden in der Physiotherapie:

- aktive Bewegungstherapie (vom Patienten selbständig ausgeführt)
- passive Bewegungstherapie (vom Therapeuten ausgeführt)
- Therapie mit mechanischen Reizen (Massage)
- Therapie mit thermischen Reizen (Wärme- und Kälteanwendungen, z. B. Fangopackung, Moorpackung, Kühlkissen)
- Therapie mit Wasserreizen (Hydrotherapie)
- Therapie mit elektrischen Reizen (Elektrotherapie)

Sie können zuhause selbst einiges tun, indem Sie physikalische Therapien in Form von Packungen, Umschlägen, Auflagen, Rotlichtbestrahlung oder Einreibungen vornehmen. Dies kann die professionelle Behandlung bei der Physiotherapeutin oder beim Physiotherapeuten zwar nicht vollständig ersetzen, vermag sie aber zu unterstützen und kann auch vorbeugend wirken.

Osteopathie – ein ganzheitlicher Ansatz

Leben ist Bewegung. Unser Körper muss sich bewegen, um zu funktionieren. Ziel der Osteopathie (von griechisch ostéon = Knochen, und páthos = Leiden) ist die Wiederherstellung der körperlichen Funktionsfähigkeit durch die manuelle Beseitigung von Blockaden bzw. Bewegungsverlusten egal welchen Gewebes. Dabei fußt die osteopathische Therapie auf drei Säulen: Es geht um den Bewegungsapparat, die Organe und den Schädel in Verbindung mit dem Bindegewebe. Dabei geht es jedoch um weit mehr als nur das Zusammenspiel von Muskeln und Gelenken. Feinste Rhythmen unseres Herzens, die Ausdehnung unserer Lungen und die Mobilität des Darmes – all das ist Bewegung. Sogar unsere Gehirnflüssigkeit befindet sich fortwährend im Fluss.

Gerät dieses komplexe System aus dem Gleichgewicht, kann es zu Leistungsminderung und gesundheitlichen Problemen kommen. Und genau hier setzt die osteopathische Behandlung an. Von Wirbelsäulen- und Gelenkerkrankungen, Unfallfolgen, rheumatischen Beschwerden über Hals-, Nasen-, Ohrenerkrankungen und Allergien bis hin zu Verdauungsstörungen, Herzbeschwerden und Bluthochdruck: Osteopathen erspüren nur mithilfe der Hände, in welchen Bereichen das Körpersystem aus der Balance geraten ist, und stellen das Gleichgewicht wieder her.

> !
>
> Osteopathen erspüren nur mithilfe der Hände, in welchen Bereichen das Körpersystem aus der Balance geraten ist.

Der amerikanische Arzt Andrew Taylor Still (1828–1917) hat das Konzept der Osteopathie entworfen und 1892 mit der Ausbildung von Therapeuten begonnen. Nachfolgende Generationen von Therapeuten haben die Behandlungsmethode stetig weiterentwickelt.

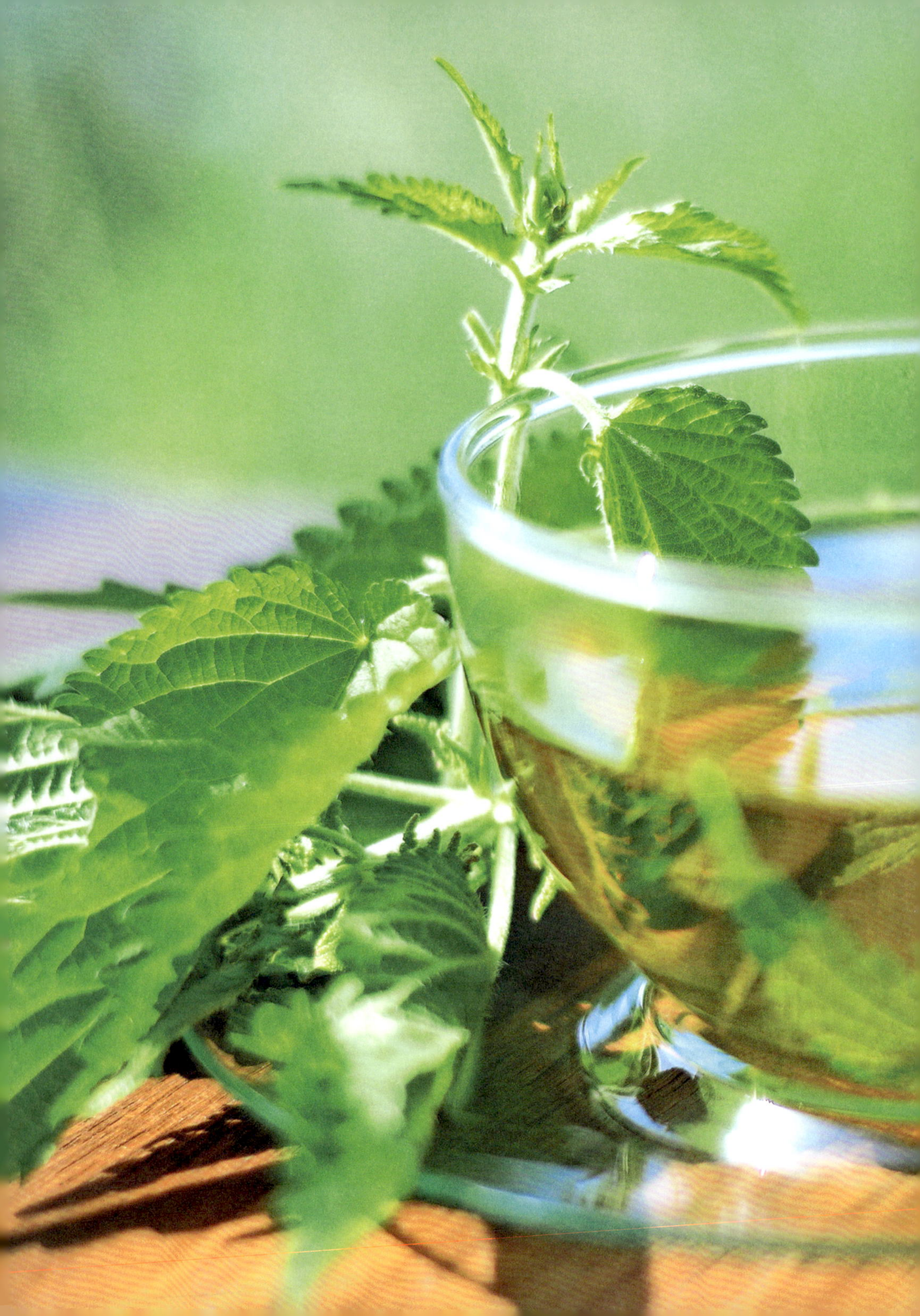

SCHONENDE HILFE AUS DER NATUR

Für die ganzheitliche Behandlung einer Stoffwechselerkrankung wie der Gicht sind naturheilkundliche Therapien und altbewährte Hausmittel von großer Bedeutung. Sie können eine schulmedizinische Behandlung begleiten oder in Ergänzung zur Ernährungsumstellung und anderen Maßnahmen angewendet werden und erzielen oft erstaunliche Erfolge. Welche Möglichkeiten Sie haben, sich selbst zu helfen und Schmerzen zu lindern, erfahren Sie im folgenden Kapitel.

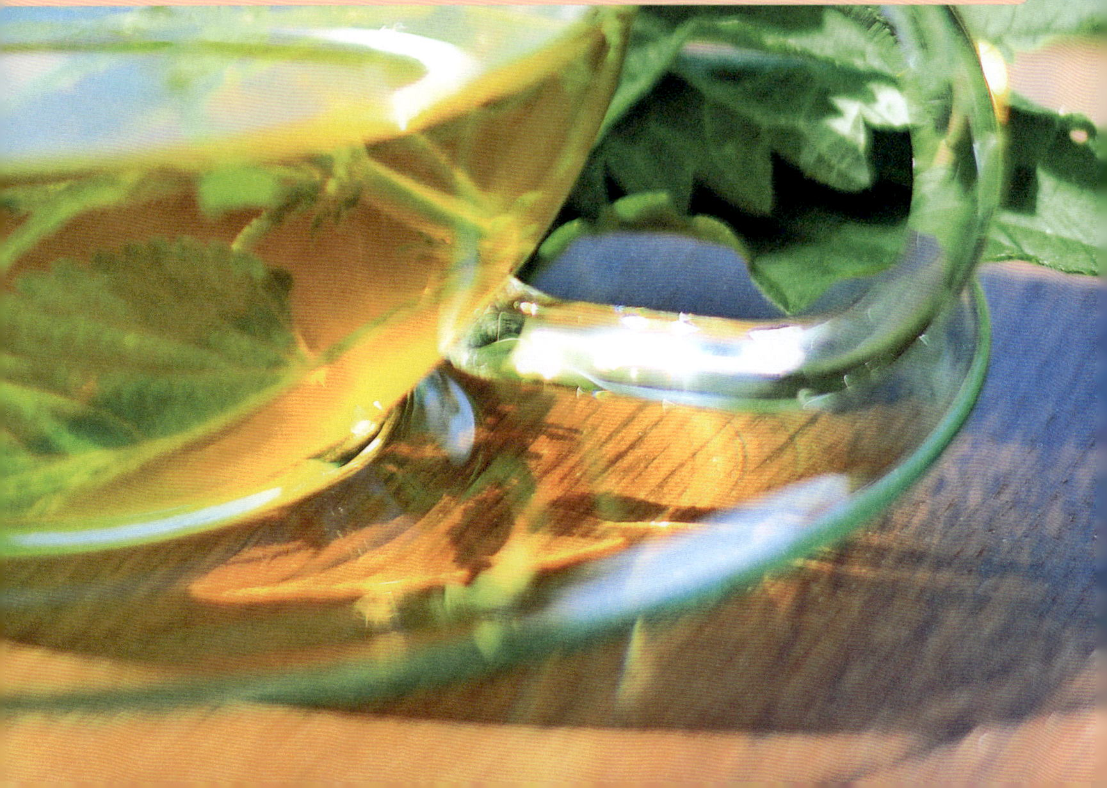

Vor allem chronische Leiden sprechen häufig gut auf naturheilkundliche Verfahren an, die sich zumeist weniger an den Symptomen orientieren, sondern die Ursache der Krankheit behandeln. Auf den folgenden Seiten finden Sie eine reiche Auswahl an verschiedenen naturheilkundlichen Anwendungen und altbewährten Hausmitteln, die helfen, den Stoffwechsel zu normalisieren und die Beschwerden einer Gicht zu lindern. Sollten Sie sich unsicher fühlen oder Zweifel haben, welche Mittel und Anwendungen für Sie passend sind, sprechen Sie am besten mit Ihrem Arzt oder konsultieren Sie bei Bedarf einen Spezialisten für naturheilkundliche Therapiemethoden.

Pflanzliche Heilmittel

Pflanzliche Heilmittel spielen seit jeher in nahezu allen Kulturen eine große Rolle. Bereits vor mehr als 4000 Jahren wurden die ersten Kräuterarzneien beschrieben, die nicht nur bei den Chinesen, Indern, Ägyptern, Griechen und Römern, sondern auch in der Naturmedizin der Schamanen zum Einsatz kamen. So konnte man ein riesiges Heilwissen zusammentragen, das von Generation zu Generation weitergereicht wurde und bis heute gerade wegen seines sanften und nebenwirkungsfreien Effekts Verwendung findet.

Heilpflanzen zur inneren und äußerlichen Anwendung

Borretschsamenöl

Es enthält die wertvolle Gammalinolensäure, die entzündliche Prozesse positiv beeinflussen und die Heilung fördern kann. Gammalinolensäure wird im Organismus in die Prostaglandine E1 und E3 umgewandelt, zwei körpereigene Substanzen, die entzündliche Reizungen hemmen. Kapseln mit dem Wirkstoff bekommen Sie in der Apotheke und im Reformhaus.

Teufelskrallenextrakt

Das Kraut, aus dessen sekundären Speicherwurzeln man zu Heilzwecken einen Extrakt herstellt, ist in Namibia beheimatet. In klinischen Studien wurde nachgewiesen, dass die Wurzel dieser Pflanze Schmerzen bei verschiedenen Gelenkerkrankungen lindern kann. Der Teeaufguss schmeckt bitter, daher sind Kapseln aus der Apotheke vorzuziehen. Teufelskralle eignet sich auch zur äußerlichen Anwendung als Gel.

!

Teufelskralle kann Schmerzen bei verschiedenen Gelenkerkrankungen lindern.

Brennnesselblätterextrakt

Dieses pflanzliche Mittel wird aufgrund seiner entzündungshemmenden Eigenschaften hauptsächlich zur unterstützenden Therapie bei rheumatischen Beschwerden eingesetzt. Wissenschaftliche Studien belegen, dass es bei rheumatoider Arthritis außerdem knorpelschützend wirkt. Dieser Effekt ist auch für die Behandlung von Arthrose von Bedeutung.

Pestwurzrhizomextrakt

Das Wort Rhizom kommt aus dem Griechischen und meint in der Botanik ein unterirdisch oder dicht über dem Boden wachsendes Sprossachsensystem, auch Wurzelstock genannt. Bei dem Extrakt aus Pestwurzrhizom dient die frische Wurzel der Gewöhnlichen Pestwurz als Ausgangsmaterial. Das Mittel wird zur Reduktion von Schmerzattacken eingesetzt. Weitere Einsatzgebiete werden derzeit noch erforscht.

Johanniskrautextrakt

Das Mittel gilt als hilfreiches pflanzliches Antidepressivum. Seine Inhaltsstoffe beruhigen die Nerven, entspannen und fördern das Einschlafen. So trägt Johanniskrautextrakt indirekt auch zur Schmerzreduktion bei. Seine beruhigende, stimmungsaufhellende Wirkung wird deshalb erzielt, weil das Heilkraut in den Neurotransmitterstoffwechsel eingreift und dafür sorgt, dass die beiden

Botenstoffe Serotonin und Noradrenalin an den Nervenschaltstellen länger wirken. Dadurch wird die Nerventätigkeit insgesamt verbessert, was sich wiederum positiv auf den Gemütszustand auswirkt.

Heilpflanzen als Öle, Salben oder Gele

Pfefferminzöl

!

Die Pfefferminze gilt als eines der bewährtesten Heilmittel der Volksmedizin.

Die Pfefferminze, eine Kreuzung aus grüner Minze und Wasserminze, gilt als eines der bewährtesten Heilmittel der Volksmedizin. Das Öl stellt man durch Dampfdestillation aus den frischen Teilen der blühenden Pflanze her. Pfefferminzöl aus der Apotheke kann auf die Stellen am Körper aufgetragen werden, an denen Schmerzen oder Verspannungszustände auftreten. Das Öl löst ein Kältegefühl mit schmerzlinderndem Effekt aus. Dies hat eine ähnlich gute Wirkung wie eine leichte Schmerztablette.

Paprika

Das in Paprikafrüchten enthaltene Capsaicin, in Form einer Creme äußerlich angewendet, lindert ebenfalls Schmerzen und hemmt Entzündungen. Die Heilpflanze wird deshalb zur Behandlung von Schmerzzuständen an den Gelenken wie auch anderen Bereichen eingesetzt.

Arnikablüten und Arnikatinktur

Zubereitungen aus Arnikablüten, die ätherische Öle, Flavonoide, Gerbstoffe und zahlreiche andere Wirkstoffe enthalten, lindern Entzündungen sowie Schmerzen. Besonders geeignet sind halbfeste Fertigarzneimittel mit Arnikatinktur, z. B. Gele oder Salben. Sie helfen bei Prellungen, Zerrungen und Verstauchungen sowie bei rheumatischen Muskel- und Gelenkschmerzen. Auch Umschläge mit Arnikatinktur, drei- bis zehnfach mit Wasser verdünnt, reduzieren Schmerzen. Achtung: Bei unverdünnter

Anwendung der Tinktur können allergische Reaktionen auftreten.

Senfmehl

Senfmehl, das Sie in der Apotheke erhalten, bewirkt als Breizubereitung eine bessere Hautdurchblutung und lindert rheumatische Schmerzen sowie generell Muskelschmerzen. Auch bei Gicht, Ischiasproblemen, Verstauchungen und Verrenkungen kann es gute Dienste leisten. Weitere Anwendungsformen des Senfs sind das praktische Senfpflaster, die Einreibung mit Senf-Spiritus oder der Senf-Umschlag. Hierfür werden etwa vier Esslöffel Senfmehl mit warmem Wasser verrührt.

Ätherisch-Öl-Drogen

Sie kommen in Form von Salben, Linimenten, Pflastern und Badezusätzen als durchblutungsfördernde Mittel zur Behandlung rheumatischer Muskel- und Gelenkbeschwerden zum Einsatz. Die ätherischen Öle von Eukalyptusöl, Kiefernnadelöl, Minzöl, Pfefferminzöl, Teebaumöl und Wacholderbeerenöl führen über eine Erweiterung der Blutgefäße zu einer Erhöhung der Durchblutung und damit zu einer Linderung von Schmerzen.

Heilkräutertees

Stoffwechseltee

Mischen Sie 20 g Brennnesselblätter, 10 g Birkenblätter, 15 g Heidelbeerblätter und 15 g Schachtelhalmkraut. Verwenden Sie drei Teelöffel der Kräuter für einen halben Liter Wasser. Die Flüssigkeit mit den Kräutern kurz aufkochen, dann fünf Minuten ziehen lassen. Alles abseihen und täglich drei bis vier Tassen trinken. Um den Geschmack zu verbessern, können Sie etwas Honig beifügen. Übrigens: Aus Brennnesselblättern und -wurzeln lässt sich ein wirkungsvoller Tee herstellen, der die Blutreinigung und Harnausscheidung anregt.

Rotbuschtee

Rotbuschtee wird auch Rooibos-Tee genannt. Ein russischer Teehändler entdeckte die Teepflanze 1904 bei Ureinwohnern Südafrikas. Rooibos wächst ausschließlich in den Zedernbergen im Südwesten der Republik Südafrika. Schon seit Langem wird Rooibos-Tee gegen viele Krankheiten und Beschwerden genutzt. Zur Teeherstellung werden junge Blätter und Triebe des Rooibos-Strauches zerkleinert und einem Fermentierungsprozess unterzogen. Daher erhält der Tee auch seine typisch rote Farbe.

> !
>
> Rotbuschtee ist reich an Flavonoiden, die helfen, den Stoffwechsel in den Zellen zu normalisieren.

Rotbuschtee ist ausgesprochen reich an Flavonoiden, verschiedensten Mineralien wie Kalzium, Kalium, Magnesium sowie Spurenelementen wie Eisen, Kupfer, Zink, Fluor und Mangan. Diese wertvollen Substanzen helfen, den Stoffwechsel in den Zellen zu normalisieren. Die Heilpflanze vermag außerdem das Immunsystem beim Eindämmen entzündlicher Reaktionen zu unterstützen. Dieser Effekt ist vor allem auf den hohen Gehalt an Flavonoiden zurückzuführen. Diese besonderen Pflanzenwirkstoffe haben sogenannte immunmodulierende Eigenschaften. Das heißt, sie stabilisieren das Immunsystem und beeinflussen es so, dass es nicht mehr überschießend reagiert. Im Konzert mit Spurenelementen und Mineralien funktionieren die Flavonoide auch als Zellschutz, indem sie freie Radikale abfangen und so die Zellen vor Alterung und Schädigung bewahren.

Rotbuschtee wirkt außerdem beruhigend, da er kein Koffein enthält. Bei Stoffwechselproblemen empfehlen sich Trinkkuren. Überbrühen Sie dazu einen Teelöffel Rotbuschkraut mit 150 ml siedendem Wasser. Kurz ziehen lassen, abseihen. Sie können bis zu drei Aufgüsse zubereiten. Nehmen Sie über den Tag verteilt etwa einen bis anderthalb Liter Rotbuschtee zu sich.

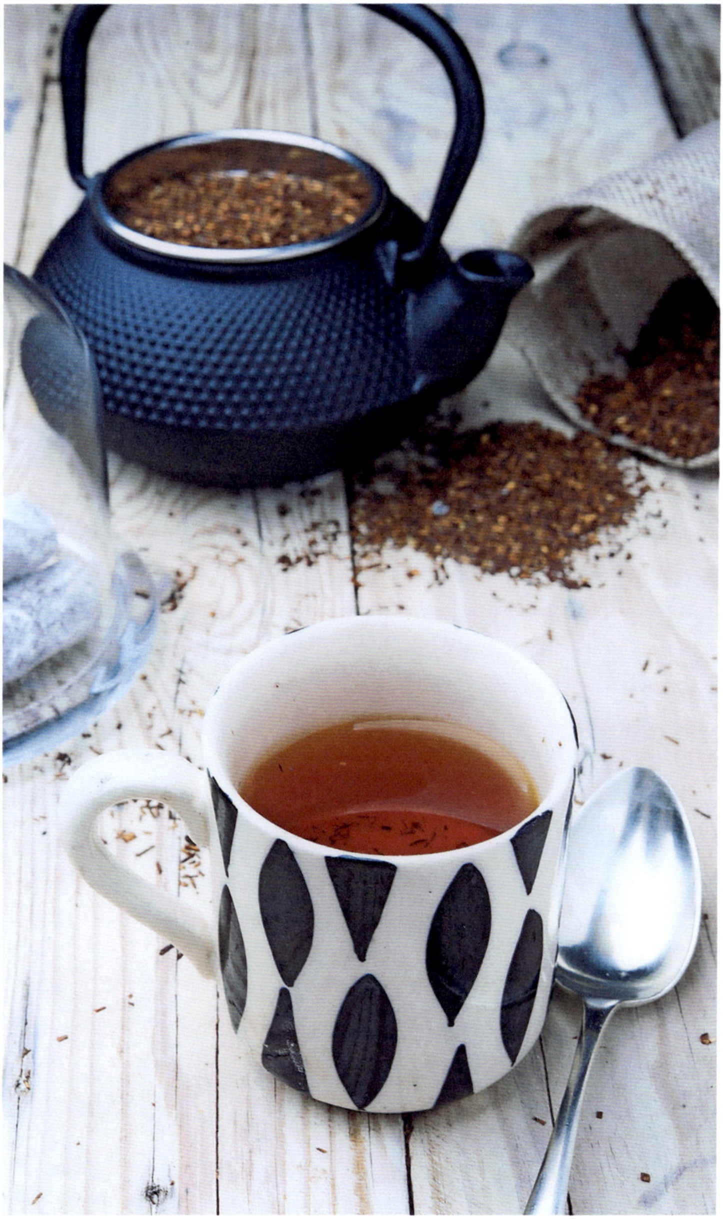

Rooibos-Tee hilft bei der Eindämmung entzündlicher Reaktionen.

Lapachotee

Schon die alten Inkas verwendeten Lapacho als Heilmittel für jedwelches Gesundheitsproblem. Der heilende Wirkstoff stammt aus der Innenrinde des Lapachobaums und wird auch heute noch in seinem Heimatland Südamerika als Allround-Arznei genutzt. Dort zählt der Lapachotee übrigens auch zu den bewährten Naturheilmitteln bei Störungen des Stoffwechsels. Der Hauptwirkstoff der Pflanze, das Lapachol, stabilisiert das Immunsystem und hemmt Entzündungen. Trinken Sie zur Immunstärkung und Reinigung vier Wochen lang täglich einen halben Liter Lapachotee. Danach den Tee längerfristig in kleineren Mengen täglich genießen.

Kamillen-Lindenblütentee

Die Kamille zählt zu den ältesten Heilpflanzen und hatte bereits im alten Ägypten eine herausragende Bedeutung zur Behandlung verschiedenster Krankheiten. Die Blüten enthalten ätherische Öle – insbesondere das Bisabolol – sowie Flavonoide und Schleimstoffe. Auch Lindenblüten sind reich an wertvollen Inhaltsstoffen wie ätherischen Ölen, Saponinen oder Gerbstoffen. Der Tee beruhigt den Körper bei Gichtanfällen, entfaltet eine milde entzündungslindernde Wirkung und kurbelt Stoffwechsel und Immunsystem an. Trinken Sie drei- bis viermal täglich eine Tasse des frisch zu bereiteten Tees.

Hauhecheltee

Schon seit dem Altertum ist Hauhechel als harntreibendes Naturheilmittel bekannt. Trinken Sie täglich zwei Tassen nur wenige Tage lang, da die Wirkung bald nachlässt. Nach einer Woche Pause kann die Teekur wiederholt werden. Zubereitung: Vier Teelöffel der zerkleinerten Wurzel mit zwei Tassen kaltem Wasser übergießen und etwa acht bis neun Stunden lang ziehen lassen. Danach kurz aufkochen und abseihen.

Nierentee

Eine Teezubereitung mit Bärentraube, Queckenwurzel, Birke, Goldrute und Süßholzwurzel regt wirkungsvoll die Nierenfunktion an. So bereiten Sie den Tee zu: Je 20 g Bärentraubenblätter, Queckenwurzelstock, Birkenblätter, Goldrutenkraut und Süßholzwurzel mischen. Zwei Teelöffel der Mischung mit ca. 150 ml kochendem Wasser übergießen, bedeckt ungefähr zehn Minuten ziehen lassen. Trinken Sie drei- bis viermal täglich eine Tasse des frisch zubereiteten Tees.

Pflanzensäfte

Wildkräuterfrischsaft

Wildkräutersäfte sind gute unterstützende Begleiter einer Reinigungskur. Allen voran solche mit Bitterstoffen und blutreinigenden Eigenschaften. Die Spitzenreiter sind Brennnessel, Löwenzahn und Zinnkraut. Wenn Sie mitten in der Natur wohnen, können Sie diese Kräuter vom Frühjahr bis zum Herbst auf den heimischen Wiesen selbst pflücken, wenn sie nicht gedüngt sind.

So stellen Sie Frischpflanzensaft her: Die Kräuter waschen, einen Teil davon mit zwei Teilen Wasser in den Mixer geben. Dann alles fein pürieren und abseihen. Trinken Sie zwei- bis dreimal am Tag ein Glas dunkelgrünen Frischpflanzensaft. Er reinigt nicht nur hoch effizient, sondern ist obendrein noch eine Energiebombe! Im Winter oder wenn Sie in der Stadt wohnen, können Sie Frischpflanzensäfte in Naturkostläden und Reformhäusern bekommen.

> !
> Wildkräutersäfte sind gute unterstützende Begleiter einer Reinigungskur.

Weizengrassaft

Weizengrassaft ist ein unbearbeitetes Naturprodukt, das mehr als hundert leicht verdauliche Nährstoffe enthält und vollgepackt ist mit Vitaminen, Mineralstoffen, Enzymen und Aminosäuren. Und er ist auch eine der reichsten Chlorophyllquellen überhaupt. Weizengrassaft wird seit vielen Jahren von Ernährungswissenschaftlern weltweit für seine ernährungsphysiologischen, gesundheitsfördernden und Energie spendenden Eigenschaften geschätzt. Der regelmäßige Genuss von Weizengrassaft hilft bei der Stärkung des Immunsystems, der Entschlackung von Verdauungssystem und Stoffwechsel sowie bei der Steigerung von Vitalität und Leistungsfähigkeit.

Weizengrassaft unterstützt die Entgiftung unseres Körpers.

Auch Dinkel- und Gerstengrassaft aus Bio-Anbau sind hervorragende Möglichkeiten, wertvolles Chlorophyll mit Vitaminen, Mineralstoffen, Enzymen und Aminosäuren zu sich zu nehmen. Sie erhalten Frischpflanzensäfte schon fertig zubereitet oder als Rohkostpulver in Reformhäusern oder Naturkostläden.

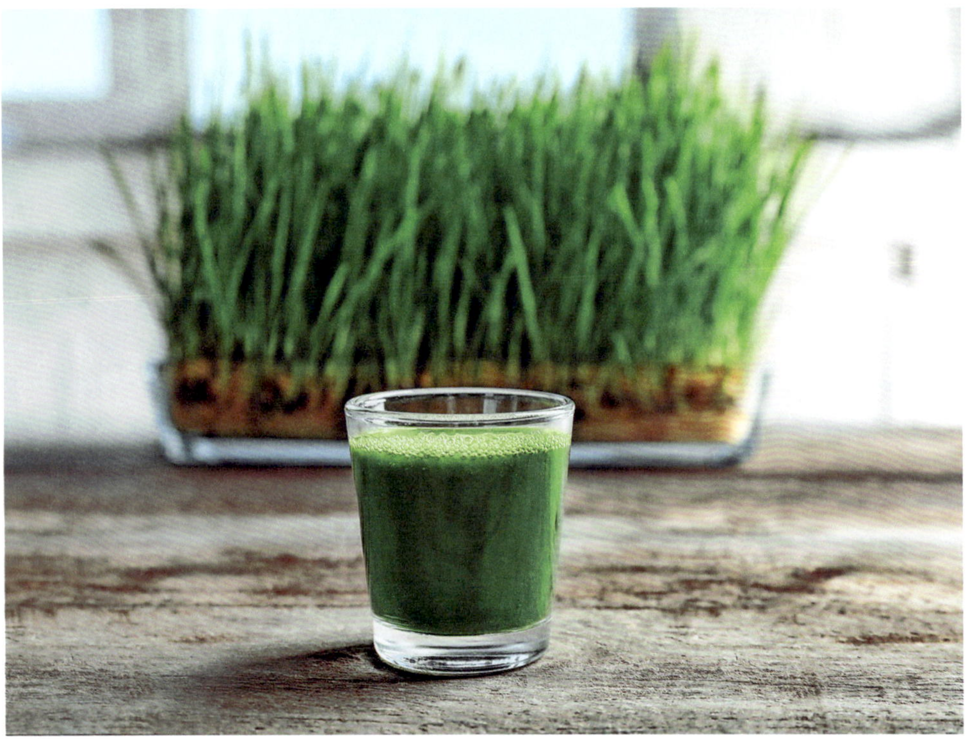

Umschläge und Auflagen

Bei akuten Beschwerden helfen oft kalte Auflagen, bei chronischen Schmerzen tut meist Wärme gut. Probieren Sie es am besten selbst aus.

Warmer Hopfenumschlag

Die Wärme eines Hopfenumschlags lindert Schmerzen. Dazu einen Leinenbeutel mit einer Handvoll zerkleinerter Hopfenzapfen füllen und in einem Topf mit Wasser erhitzen. Den Beutel auswringen und mit einem Handtuch abgedeckt auf die schmerzende Stelle legen. Die Prozedur mehrmals täglich wiederholen. Bitte nicht bei akuter entzündlicher Reizung anwenden, denn dann wirken zumeist kühlende Anwendungen besser.

Warme Kohlblattauflage

Weißkohl enthält reichlich Vitamine und Mineralstoffe. Äußerlich angewendet haben Kohlblätter einen schmerzlindernden, entzündungshemmenden Effekt. Blanchieren Sie einige Kohlblätter, drücken Sie diese aus und legen Sie sie möglichst warm auf die betroffene Stelle. Mit einem Handtuch umwickeln und etwa 30 Minuten wirken lassen. Die Prozedur am besten mehrmals täglich wiederholen.

Fangopackung

Fango hat sich als kalte oder warme Anwendung ebenfalls zur Behandlung von Gelenkbeschwerden bei Gicht bewährt. Fertigpräparate aus der Apotheke erleichtern Ihnen die Handhabung.

!

Fango hat sich als kalte oder warme Anwendung zur Behandlung von Gelenkbeschwerden bei Gicht bewährt.

Kühlender Heilerde-Quark-Umschlag

Rühren Sie aus Heilerde, Wasser und etwas Magerquark (kühl, aber nicht zu kalt) einen Brei an und geben Sie einen Schuss Olivenöl dazu. Verstreichen Sie die Masse fingerdick auf einem Tuch. Dieses legen Sie auf die betroffene Stelle und fixieren es mit einem sauberen Tuch. Alles so lange einwirken lassen, bis die Masse getrocknet ist. Bei Bedarf wiederholen.

Kältepackung

Bei akuter entzündlicher Reizung helfen in den meisten Fällen kalte Anwendungen besser. Legen Sie eine Kompresse oder ein kleines Baumwolltuch in kaltes Wasser und umwickeln Sie das betroffene Gelenk damit. Die Packung zehn Minuten liegen lassen. Sie können die Prozedur mehrmals wiederholen.

Einreibungen und Bäder

Ölmischung

Durchblutungsfördernde Einreibungen, beispielsweise mit Zimt-, Kampfer-, Muskatnuss- oder Eukalyptusöl, bringen Linderung. Mischen Sie 50 bis 100 ml süßes Mandelöl oder Jojobaöl mit ein paar Tropfen eines oder mehrerer der genannten Aromaöle. Diese heilsame Ölmischung massieren Sie dann vorsichtig in die schmerzenden Stellen ein.

Latschenkiefertinktur

Reiben Sie die Körperpartien, die wehtun, drei- bis viermal täglich mit Latschenkiefertinktur aus der Apotheke ein. Diese kühlt zuerst und verbreitet dann eine wärmende, entzündungshemmende und schmerzlindernde Wirkung.

Moorbad

Moor unterstützt aufgrund seiner thermischen Eigenschaften und seiner besonderen Inhaltsstoffe die Behandlung chronischer Beschwerden des Bewegungsapparates. Fertigpräparate, die Sie ganz einfach Ihrem Badewasser zugeben, können Sie in der Apotheke oder in Drogeriemärkten kaufen.

Rosmarinbad

Das Öl fördert die Durchblutung der Haut und wirkt bei allen rheumatischen Erkrankungen. Geben Sie einige Tropfen eines guten Rosmarinbadeöls oder eine Rosmarinbadesalztablette, baden Sie ca. 20 Minuten und ruhen Sie hinterher bei sanften Musikklängen.

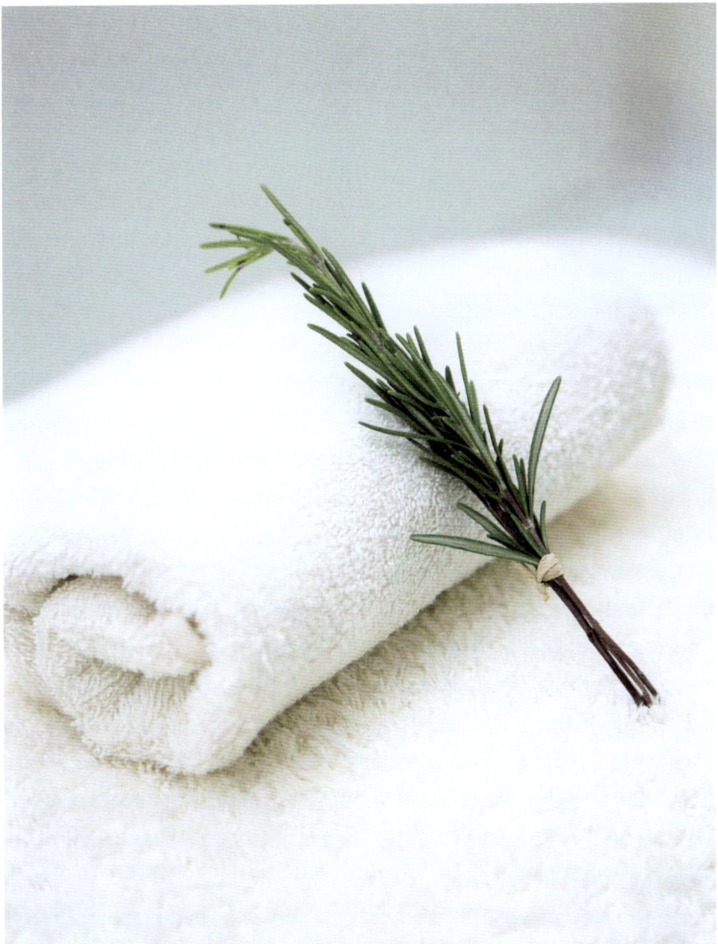

Ein Bad mit Rosmarin lindert rheumatische Beschwerden.

Gewürzbad

Gönnen Sie sich zweimal in der Woche ein Gewürzbad. Mischen Sie dafür zwei Esslöffel Mohn, einen Esslöffel Muskatnuss und einen Esslöffel Senfsamen in einer kleinen Dose.

Hydrotherapie: Heilen mit Wasser

Wie Sie schon gelesen haben, üben warmes und kaltes Wasser auf die Haut unterschiedliche Temperaturreize aus, die vom Körper unterschiedlich beantwortet werden. Temperaturreize bewirken die Änderung des Herzschlags, des Blutdrucks und des Wachheitsgrades. Außerdem führen Temperaturreize zu einem verringerten Muskeltonus. Dies erweist sich bei der Behandlung von Schmerzen als sehr wirksam. Die folgenden Anwendungen können Sie ganz einfach zuhause ausprobieren. Suchen Sie bei kalten und warmen Güssen sowie Wechselgüssen Ihre jeweilige „Wohlfühltemperatur“, sodass Sie kalt und warm noch als relativ angenehm empfinden.

!

Suchen Sie bei kalten und warmen Güssen sowie Wechselgüssen Ihre jeweilige „Wohlfühltemperatur“.

Kalter Knieguss

Beginnen Sie an den Zehen des rechten Fußes mit dem drucklosen Wasserstrahl, führen Sie ihn über den Fußrücken zur Ferse, dann hoch zur Wade und weiter bis eine Handbreit über der Kniekehle. Dort bleiben Sie etwa fünf Sekunden und führen den Wasserstrahl an der Innenseite der Wade wieder zurück zur Ferse. Wiederholen Sie diese Prozedur am linken Bein. Die Beine danach nicht abtrocknen, sondern das Wasser nur mit den Händen abstreifen, dann Socken anziehen.

Armguss

Vor Ihrer Badewanne beugen Sie den Oberkörper nach vorne. Beginnen Sie am rechten Handrücken, führen Sie den Wasserstrahl dann außen am Arm hoch bis zur Schulter, danach wieder zurück. Dasselbe machen Sie mit dem anderen Arm. Kalt durchgeführt, ist diese Anwendung sehr erfrischend.

Ganzkörperwaschung

Sie stimuliert Stoffwechsel und Immunsystem und stellt so eine wirksame Hilfe dar. Beginnen Sie mit einem Waschlappen am Oberkörper, waschen Sie zunächst den rechten Arm in mehreren Strichen von der Hand zur Schulter, dann Hals, Brust und Bauch, anschließend machen Sie die Waschung am linken Arm. Schließlich beginnen Sie auf dem rechten Fußrücken und gehen nach oben und wieder herunter zum linken Fußrücken.

Wassertreten

Um das Immunsystem zu stimulieren, ist diese Anwendung sehr zu empfehlen. Schreiten Sie in kaltem Wasser im Storchengang, das heißt, ziehen Sie ein Bein immer vollkommen aus dem Wasser heraus und beugen Sie die Fußspitze ein wenig nach unten.

Zu Beginn des Wassertretens müssen Ihre Füße unbedingt schön warm sein! Sobald sich ein Kältegefühl in den Füßen und Unterschenkeln einstellt, sollten Sie das kalte Wasser verlassen. Nach dem Wassertreten das Wasser bitte nicht abtrocknen, sondern nur abstreifen. Bewegen Sie sich, um Ihre Füße wieder zu erwärmen. Diese Anwendung können Sie auch zu Hause in der Badewanne durchführen (bitte legen Sie auf jeden Fall eine rutschfeste Matte unter).

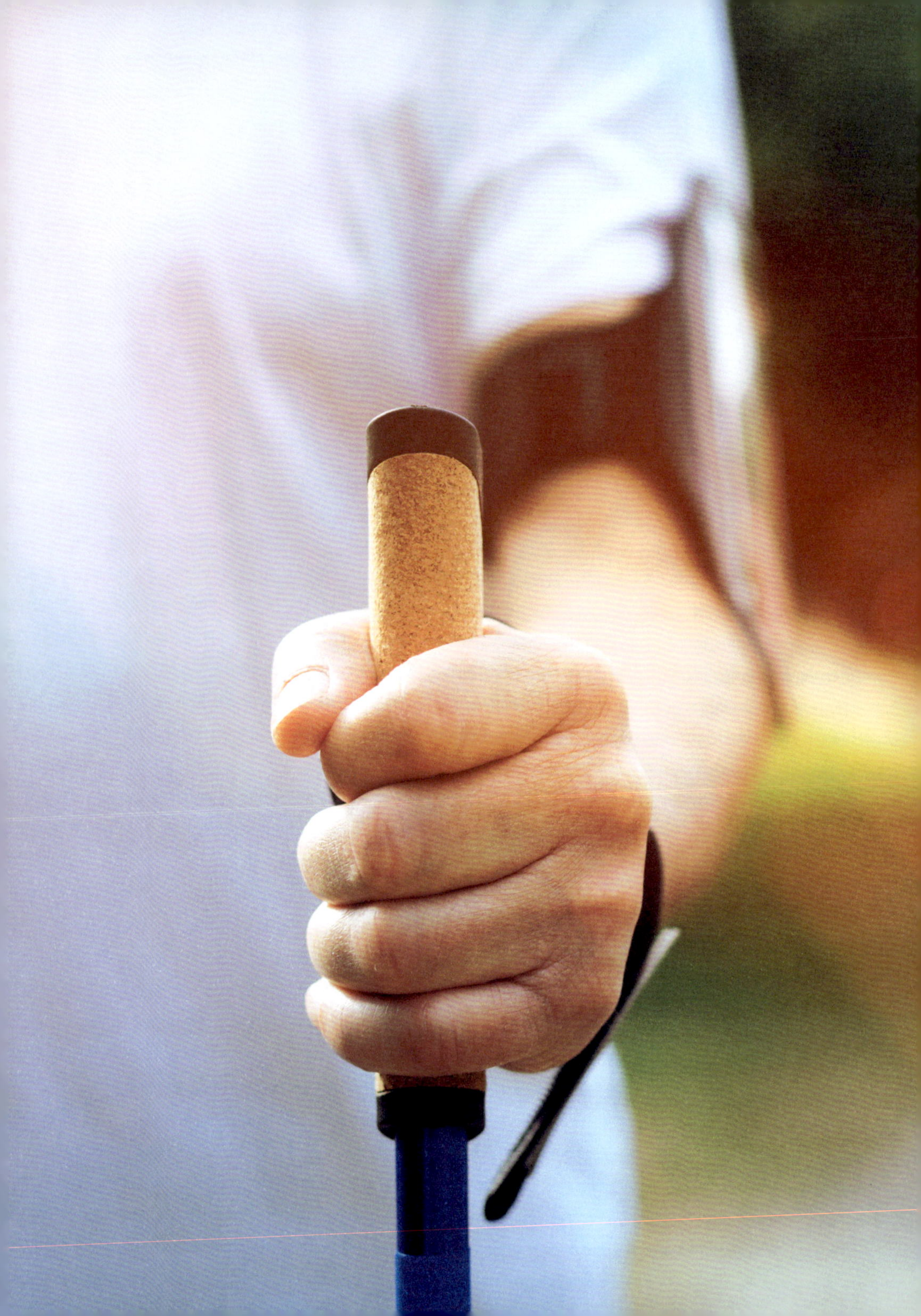

SIE SCHAFFEN ES!

Sie verfügen nun über das Handwerkszeug, Ihre Wünsche Realität werden zu lassen, und sind auf dem Sprung zu neuen Gewohnheiten, um sich von Ihren Gelenkschmerzen zu befreien. Weniger Gewicht, mehr Freude an Bewegung und ein gesunder Lebensstil – all das wird sich nach und nach dauerhaft in Ihrem Leben etablieren. Mit Ihrer persönlichen Motivationsstrategie erleichtern Sie sich den Aufbruch in Ihr neues Leben erheblich.

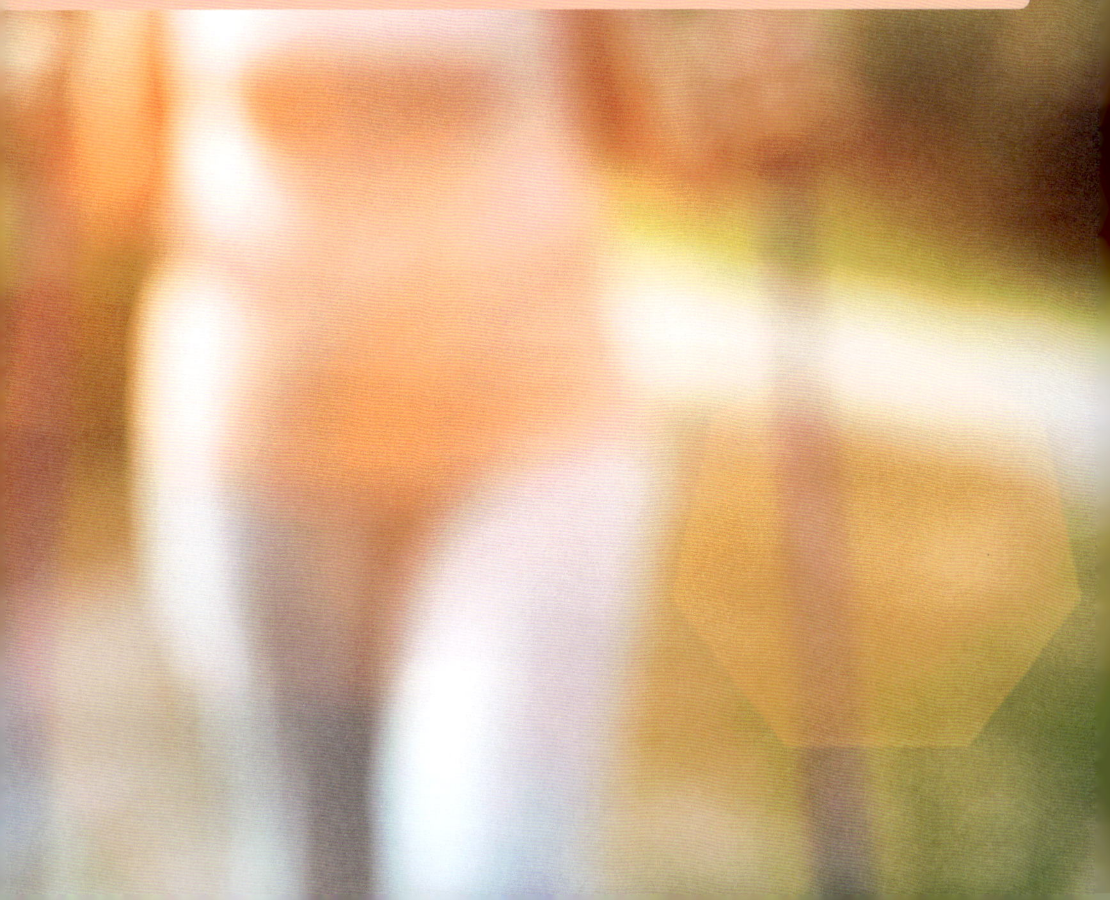

Einen Plan haben

Um Ihre Ziele zu erreichen, ist es hilfreich, möglichst gute Rahmenbedingungen und ein geeignetes Umfeld zu schaffen. Es ist immer gut, einen Plan zu haben, an dem man sich orientieren kann: Notieren Sie alles, was für Sie nötig ist, damit Sie Ihren Weg in ein gichtfreies Leben erfolgreich gehen. Kaufen Sie sich dafür ein kleines Notizbuch, in dem Sie Ihre Schritte festhalten.

Den richtigen Zeitpunkt finden

Ganz wichtig ist es zunächst, den richtigen Zeitpunkt für den Start zu finden. Bereiten Sie sich darauf vor, indem Sie sich zunächst einmal eine kleine Auszeit gönnen. Das kann ein verlängertes Wochenende sein oder ein Kurzurlaub. Sie sollten aber wirklich Zeit für sich selbst haben und die Ruhe auch genießen. Schließlich wollen Sie vieles bewusst verändern, etwa was Ihr Ernährungsverhalten in der Vergangenheit betrifft oder Ihre sportlichen Pläne für die Zukunft. Machen Sie sich deutlich, was Sie zu Ihrem derzeitigen Gewicht, mit dem Sie unzufrieden sind, geführt hat, und überlegen Sie, was Sie ändern könnten und wie: Was muss passieren, damit Sie Ihren Alltag gesünder gestalten können? Wie können Sie das mit der Familie vereinbaren, welche körperlichen Aktivitäten, die Ihnen Freude bereiten, möchten Sie (wieder) ausüben – vielleicht gibt es auch eine Entspannungstechnik, die Sie erlernen wollen?

> **!**
>
> Überlegen Sie: Was muss passieren, damit Sie Ihren Alltag gesünder gestalten können?

Den eigenen Weg gehen

Horchen Sie in aller Ruhe in sich hinein, achten Sie auf Ihre Gefühle, ordnen Sie Ihre Gedanken und versuchen Sie, Ihren innersten Wünschen auf die Schliche zu kommen. So finden Sie bald heraus, wie Ihr persönlicher Weg aussehen soll. Und marschieren Sie vor allem auf Ihrer eigenen Route und lassen Sie sich nicht entmutigen. Jeder Mensch ist anders, jeder hat seine ganz persönlichen Neigungen und Vorlieben. Sie allein entscheiden, ob Sie lieber

Radfahren oder Joggen, Walken oder Schwimmen in Ihr Bewegungsprogramm einbauen wollen. Vielleicht ist Ihnen auch ein Training im Fitnessstudio zusammen mit einer Freundin oder eine Kombination verschiedener Sportarten und Übungen, am besten in einer Gruppe, angenehmer?

Das Wunschgewicht festlegen

Bestimmen Sie außerdem Ihr Wunschgewicht. Lassen Sie sich auch hierbei nicht von anderen beeinflussen oder gar durch Bilder superschlanker Models aus den Medien frustrieren, sondern bleiben Sie realistisch. Nehmen Sie sich Zeit, versuchen Sie, Ihr Wohlfühlgewicht zu finden, z. B. indem Sie Fotos von früher ansehen und sich daran erinnern, wann es Ihnen richtig gut ging und welches Gewicht Sie in dieser Zeit ungefähr hatten. Möglicherweise wollen Sie die Sache aber auch ganz anders angehen: Vielleicht möchten Sie einfach nur so lange Ihr Gewicht reduzieren, bis Sie spüren, dass Sie sich rundum wohlfühlen, ausgeglichen und schön finden? Folgen Sie auch in diesem Punkt Ihrer Intuition.

Den Kühlschrank entrümpeln

Zu den wichtigsten praktischen Maßnahmen für einen guten Start auf dem Weg zu den Wunschmaßen zählt das Entrümpeln des Kühlschranks. Nehmen Sie seinen Inhalt genau unter die Lupe und verbannen Sie alles, was Ihrem Schlankheitsprogramm im Wege steht, aus Ihrem Sichtfeld. Falls Sie Familie haben, dürfen Sie diese natürlich nicht übergehen. Legen Sie im Kühlschrank ein Extrafach für Dickmacher an, auf die Ihre Familie keinesfalls verzichten will. In diesem Fach liegen dann beispielsweise die Mayonnaise mit 80 Prozent Fett, die Erdnussbutter, die fette Salami und der Sahnejoghurt.

Seien Sie hierbei wirklich konsequent und machen Sie dieses Fach zu Ihrer Tabuzone. Schreiben Sie eine Einkaufsliste mit ge-

!

Schreiben Sie eine Einkaufsliste mit gesunden Lebensmitteln und bestücken Sie den Kühlschrank damit.

sunden Lebensmitteln und bestücken Sie den Kühlschrank damit. Vielleicht ist im Laufe der Zeit dann gar kein Extrafach für die Familie mehr notwendig, weil inzwischen alle Mitglieder die gesunden, fettarmen Nahrungsmittel gern essen.

Nehmen Sie sich immer möglichst viel Zeit für den Einkauf und gehen Sie nie hungrig einkaufen. Schlendern Sie in aller Ruhe über den Wochenmarkt, lassen Sie sich dort von der farbenprächtigen Vielfalt von Obst und Gemüse locken. Auch der Einkauf im Bioladen kann eine echte Bereicherung sein. Er bestärkt Sie in Ihrer Entscheidung, von nun an ganz gesund zu essen. Zelebrieren Sie jeden Einkauf wie ein kleines Fest der Sinne. Gönnen Sie sich ruhig einmal die eine oder andere kulinarische Delikatesse, auch wenn sie ein bisschen teurer ist. Es kommt auf die Qualität an. Essen soll und kann Spaß machen, das hängt nicht von der Menge ab!

Sportkleidung kaufen

Eine weitere wichtige Maßnahme ist, dass Sie sich für den Sport, den Sie ausgesucht haben, angemessen einkleiden. Wenn es Ihnen möglich ist, achten Sie auf gute Qualität und darauf, dass Sie sich in Ihrem Outfit richtig wohlfühlen. Vielleicht haben Sie Lust, etwas Modisches zu wählen, das ganz und gar nach Ihrem Geschmack ist? Je wohler Sie sich fühlen, desto selbstbewusster werden Sie Ihren Sport ausüben und desto mehr Spaß wird er Ihnen bereiten. Etwas mehr Geld für Kleidung auszugeben kann daher ein großer Gewinn sein und Sie dazu anspornen, Ihr Bewegungsprogramm regelmäßig zu absolvieren.

Ganz wichtig für viele Freizeitaktivitäten ist das passende Schuhwerk. Lassen Sie sich im Fachgeschäft beraten, welche Schuhe Sie beispielsweise fürs Walken, fürs Joggen oder fürs Fitnesstraining benötigen, und sparen Sie auch hier nicht: Wenn es Ihren Füßen gut geht, profitiert der ganze Körper, vor allem der Rücken und die Gelenke, davon.

Kleine Etappenziele setzen

Wer kennt sie nicht, die Euphorie, wenn man etwas Neues beginnt? Zu Beginn ist man voller Schwung und Leidenschaft, in der ersten Woche kauft man freudig die einzelnen Zutaten für die Schlankmachersuppe ein, schnürt gewissenhaft jeden Morgen vor der Arbeit die Joggingschuhe, rührt das Tabufach im Kühlschrank nicht an und verbannt jegliche Schokolade aus den Gedanken. Die ersten Gramm des überflüssigen Gewichts schwinden bereits – von wegen „Aller Anfang ist schwer": Im Gegenteil, er entpuppt sich als ganz einfach, und ein Hauch des neuen Lebensgefühls hat sich auch schon eingestellt. Aber dann ... nach der ersten oder zweiten Woche, wenn sich die große Begeisterung gelegt hat, kommt plötzlich ein sonderbares Schweregefühl auf. Nur allzu rasch verfallen wir wieder in alte Gewohnheiten, verzichten wir aufs morgendliche Jogging und lassen das gesunde Gemüse weg, und die Lust auf ein Stückchen Schokolade, eine Kugel Eis oder fettige Pommes wird immer stärker.

Das ist ganz normal. Obwohl wir eigentlich genau wissen, was für unsere Gesundheit und unser Wohlbefinden richtig und wichtig wäre, können wir Veränderungen nicht so einfach konsequent umsetzen. Irgendetwas hindert uns daran, auf dem neuen Weg zu bleiben. Den Versuchungen des Alltags, einer leckeren Torte in der Vitrine der Konditorei oder einem köstlichen Schweinebraten im Biergarten nicht widerstehen zu können, hat nichts mit Charakterschwäche zu tun. Der Grund dafür ist vielmehr, dass sich alte, unliebsame Gewohnheiten so sehr in uns festgesetzt haben wie der Kalk in einem alten Wasserrohr. Wir haben sie schließlich jahrelang eingeübt und als Ersatzbefriedigung genutzt.

> **!**
> Mit ein wenig Geduld schaffen Sie es, indem Sie sich etwa Etappenziele setzen.

Aber mit ein wenig Geduld schaffen Sie auch das. Es gibt Strategien, die dabei helfen. Setzen Sie sich beispielsweise Etappenziele. Muten Sie sich nicht zu viel auf einmal zu, sondern gehen Sie besser in kleinen, aber sicheren Schritten voran. Notieren Sie sich überschaubare Etappenziele in den Bereichen „körperliche Fitness",

„Wohlbefinden“, „Gewicht XY kg“ usw. Solche kurzfristigen Ziele sind Ihnen näher vor Augen und stärken Ihre Motivation. Sind Sie beispielsweise länger nicht mehr Rad gefahren, so macht es wenig Sinn, gleich an einem Wettkampf teilzunehmen. Auch ein leichtes Jogging von 20 Minuten kann anfangs schon viel zu anstrengend für Sie sein. Beginnen Sie dann eben mit einer kurzen Walkingrunde von fünf Minuten und steigern Sie allmählich die Dauer und das Tempo. Wer sagt, dass Sie mehr machen müssen? Achten Sie vor allem darauf, dass Sie nie in Stress geraten, sondern stets Freude an der Bewegung haben.

Durchhänger gehören dazu

Trotz aller Bemühungen steigt Ihr Gewicht dann aber doch wieder? Sie fühlen sich nicht gut, sind frustriert, empfinden sich als Versager und haben ein schlechtes Gewissen? Durchhänger und Rückschläge sind normal, sie gehören einfach dazu. Auch kann es passieren, dass ein unvorhersehbares Ereignis Ihre Pläne durchkreuzt, etwa eine Krankheit oder ein Problem im Job oder in der Familie, das Sie körperlich und seelisch sehr belastet. Sie brauchen deswegen keine Schuldgefühle und Gewissensbisse zu haben, und Sie sollten schon gar nicht enttäuscht aufgeben, nach dem Motto „Das schaffe ich sowieso (wieder) nicht.“

Betrachten Sie den Einbruch lediglich als eine normale, harmlose, vorübergehende Störung. Akzeptieren Sie, dass Ihr Bewegungsprogramm vielleicht gerade nicht so gut läuft oder dass Sie von Ihrem Ernährungsplan abgekommen sind. Aber bleiben Sie dran, halten Sie sich stets Ihr jeweiliges Etappenziel vor Augen und stellen Sie sich vor, wie Sie Schritt für Schritt daraufzusteuern. Der größte Fehler wäre jetzt, alles über Bord zu werfen.

!

Der größte Fehler wäre jetzt, alles über Bord zu werfen.

ANHANG

Ihr Stoffwechsel-Status: Checkliste

Anhand der folgenden Checkliste können Sie den Status Ihres Stoffwechsels selbst bestimmen und feststellen, ob möglicherweise Störungen vorliegen. Hinterfragen Sie selbstkritisch, ob es bei Ihnen Schwachpunkte in Lebenswandel und Ernährungsgewohnheiten gibt, die Ihrem Organismus langfristig schaden und Ihre Leistungsfähigkeit beeinträchtigen könnten.

Beantworten Sie die folgenden Fragen deshalb bitte ganz ehrlich. Sollten Sie mehr als drei Fragen mit „Ja" beantwortet haben, ist Ihr Stoffwechsel wahrscheinlich stark gefordert und vielleicht sogar überfordert. Möglicherweise machen Ihnen schon die ersten Zeichen einer Gichterkrankung zu schaffen, etwa schmerzende, entzündete Gelenke. Scheuen Sie sich nicht, medizinische Hilfe in Anspruch zu nehmen. Gehen Sie zum Arzt, lassen Sie sich gründlich untersuchen und ändern Sie Ihre Lebens- und Ernährungsgewohnheiten entsprechend den Empfehlungen dieses Ratgebers. So können sich die Stoffwechselaktivitäten normalisieren, die gestörten Regulationsprozesse wieder ins Lot kommen und Sie Wohlbefinden und Gesundheit wiedererlangen.

Ihre Lebensgewohnheiten

FRAGE	JA	NEIN
Essen Sie viel Fleisch und Wurst?		
Nehmen Sie häufig Innereien zu sich?		
Essen Sie gerne Muscheln, Makrelen, Sardinen etc.?		
Ernähren Sie sich sehr fettreich?		
Nehmen Sie wenig frisches Obst und Gemüse zu sich?		
Trinken Sie regelmäßig Alkohol?		
Trinken Sie weniger als zwei Liter (Wasser/Tee) am Tag?		
Sitzen Sie viel und bewegen Sie sich zu wenig?		
Treiben Sie wenig oder keinen Sport?		

Fragen zu Ihrer Gesundheit

FRAGE	JA	NEIN
Leiden Sie unter Gelenkbeschwerden?		
Sind die Gelenke öfter heiß, geschwollen und gerötet?		
Zeigen sich Veränderungen wie Knötchen?		
Haben Sie Probleme beim Gehen?		
Leiden Sie unter konstantem Übergewicht?		
Haben Sie mit Nierenproblemen zu tun (z. B. Nierensteine)?		
Wurden bei Ihnen erhöhte Harnsäurewerte gemessen?		

Harnsäuretabelle

In der folgenden Tabelle ist aufgeführt, wie viele Purine (P) ausgewählte Lebensmittel enthalten. Zudem finden Sie Angaben dazu, wie viel Harnsäure (HS) aus den Purinen jeweils produziert wird.

Pro Tag sollten Sie mit der Ernährung insgesamt nicht mehr als 170 mg Purine zu sich nehmen, also eine Menge, aus der rund 400 mg Harnsäure gebildet wird.

FLEISCH	P IN 100 g	HS IN 100 g
Hammelkotelett	61	146
Hammellende	81	195
Kalbfleisch (Muskelfleisch)	63	150
Kalbsbries (Thymusdrüse)	525	1260
Kalbskotelett	52	125
Kalbsleber	182	460
Kalbsniere	88	210
Lammfleisch (Muskelfleisch)	76	182
Rinderherz	107	256
Rinderleber	231	554
Rinderlunge	166	399
Rinderniere	112	269
Rinderzunge	67	160
Rindfleisch (Muskelfleisch)	58	140
Schweinefleisch (Muskelfleisch)	63	150
Schweineleber	125	300
Schweineniere	139	334
Schweineschulter, roh	63	150

►►

Schweineschulter, gebraten	83	200
Schweineschulter, Haut	116	280
Schweinskotelett	49	118
Hirsch	67	160
Kaninchen	60	145
Reh	63	145
WURST UND SCHINKEN	**P IN 100 g**	**HS IN 100 g**
Blutwurst	38	90
Bratwurst	54	130
Fleischextrakt	1459	3500
Fleischkäse	58	130
Frankfurter Würstchen	54	130
Jagdwurst	54	130
Leberpastete	52	125
Leberwurst	73	175
Mortadella	54	130
gekochter Schinken	83	198
roher Schinken	84	200
Wiener Würstchen	46	110
GEFLÜGEL	**P IN 100 g**	**HS IN 100 g**
Ente	64	153
Gans	69	165
Huhn, Keule, gebraten	98	235
Huhn mit Haut, gebraten	125	300
Putenschnitzel, roh	50	120

FISCH	P IN 100 g	HS IN 100 g
Forelle	83	200
Hecht	58	140
Heilbutt	123	294
Hering	79	194
Hering, grün, ohne Haut	74	178
Heringsfilet	88	210
Heringsrogen	79	190
Kabeljau (Dorsch)	63	150
Kabeljaufilet	50	120
Karpfen	63	150
Lachs	68	163
Makrele	60	145
Makrele, roh, mit Haut	167	400
Makrele, roh, ohne Haut	75	180
Rotbarsch (Goldbarsch)	100	241
Sardine	144	345
Schellfisch	54	130
Scholle	58	140
Scholle, roh, mit Haut	71	170
Scholle, roh, ohne Haut	54	130
Seelachs	68	163
Seezunge	55	131
Thunfisch	107	257
Zander	46	110

►►

FISCHERZEUGNISSE	P IN 100 g	HS IN 100 g
Aal, geräuchert	48	115
Anchovis	108	260
Brathering, mit Haut	88	210
Brathering, ohne Haut	67	160
Bückling, mit Haut	100	240
Bückling, ohne Haut	60	145
Kaviar	60	145
Lachs, geräuchert	100	242
Makrele, geräuchert	76	182
Matjeshering	91	219
Ölsardinen, mit Haut	146	350
Ölsardinen, ohne Haut	88	210
Sardinen, in Öl	200	480
Sprotte, geräuchert	223	535
Thunfisch, in Öl	121	290
KRUSTEN- UND SCHALENTIERE	**P IN 100 g**	**HS IN 100 g**
Auster	38	90
Garnele	61	147
Hummer	73	175
Krebs	25	60
Miesmuschel	154	370
MILCHPRODUKTE	**P IN 100 g**	**HS IN 100 g**
Buttermilch	0	0
Camembert, 45 % Fett i.Tr.	13	30
Dickmilch	0	0
Emmentaler, 45 % Fett i.Tr.	4	10

Feta, 45 % Fett i.Tr.	13	30
Gouda, alt, 45 % Fett i.Tr.	7	16
Harzer Käse, 10 % Fett i.Tr.	10	24
Joghurt, natur	0	0
Kefir	0	0
Limburger, 20 % Fett i.Tr.	10	24
Milch	0	0
Mozzarella	4	19
Quark, 20 % Fett i.Tr.	0	0
Sauermilch	0	0
Schmelzkäse, 20 % Fett i.Tr.	11	26
Schmelzkäse, 60 % Fett i.Tr.	5	13
EIER UND FETTE	**P IN 100 g**	**HS IN 100 g**
1 Ei (M)	2	5
1 Eigelb	3	6
1 Eiweiß	1	2
Salatmayonnaise, 50 % Pflanzenöl	0	1
tierische u. pflanzliche Fette und Öle	0	0
GEMÜSE	**P IN 100 g**	**HS IN 100 g**
Aubergine	8	20
Bambussprossen	6	15
Blumenkohl	19	45
Bohnen, grün	18	42
Avocado	13	30
Broccoli	21	50
Chicorée	6	15

►►

Chinakohl	10	25
Endivien	4	11
Feldsalat	10	24
Fenchel	7	16
Grünkohl	13	30
Karotte	6	15
Kartoffel	6	15
Kohlrabi	13	30
Kopfsalat	4	10
Lauch	17	40
Möhre	6	15
Paprika, grün	4	10
Paprika, rot	6	15
Porree	17	40
Radieschen	4	10
Rettich	4	10
Rhabarber	2	5
Rosenkohl	25	60
Rote Bete	8	20
Rotkohl	17	40
Salatgurke	2	6
Sauerampfer	23	55
Sauerkraut	8	20
Schwarzwurzel	29	70
Sellerie	13	30
Spargel	10	25

Spinat	21	50
Tomate	4	10
Wirsingkohl	17	40
Zucchini	8	20
Zwiebel	4	9
PILZE	**P IN 100 g**	**HS IN 100 g**
Champignon	25	60
Pfifferling	13	30
Steinpilz	34	80
OBST	**P IN 100 g**	**HS IN 100 g**
Ananas	8	20
Apfel	6	15
Aprikose	8	20
Aprikose, getrocknet	32	75
Banane	11	25
Birne	6	15
Brombeere	5	15
Dattel	21	50
Erdbeere	11	25
Banane	11	25
Heidelbeere	8	20
Himbeere	8	18
Kirsche, süß	6	15
Orange	8	20
Pfirsich	8	18
Preiselbeere	5	13

►►

Wassermelone	8	20
Weintraube, blau	8	20
Weintraube, weiß	8	20
Zwetschge	8	20
GETREIDE, REIS, NUDELN	**P IN 100 G**	**HS IN 100 G**
Buchweizen	62	149
Gerstengraupen	34	82
Grieß	23	55
Grünkern	34	82
Haferflocken	42	100
Hirse	35	85
Nudeln, gekocht	22	52
Reis, natur, gekocht	15	35
Reis, weiß, gekocht	10	25
Roggen, ganzes Korn	20	47
Sago	34	82
Stärke	0	0
Tapioka	37	89
Vollkornmehl	35	84
Vollkornnudeln, gekocht	21	50
Vollkornnudeln, roh	65	157
Weizen, ganzes Korn	17	40
Weizenmehl	8	20
HÜLSENFRÜCHTE UND SOJA	**P IN 100 g**	**HS IN 100 g**
Bohnen, weiß	75	180
Erbsen	62	150

Linsen	84	200
Sojabohnen	92	220
Sojabohnenmehl	123	296
Sojafleisch	154	370
Sojasauce	25	60
Sojaschrot	84	200
Tofu	29	70
BROT UND BACKWAREN	**P IN 100 g**	**HS IN 100 g**
Brötchen	15	36
Knäckebrot	42	100
Laugengebäck	13	41
Mehrkornbrot (Mischbrot)	19	46
Roggenbrot	28	67
Roggenvollkornbrot	21	50
Weißbrot	17	41
Weizentoastbrot	17	40
Zwieback	25	60
NÜSSE UND SAMEN	**P IN 100 g**	**HS IN 100 g**
Erdnuss	42	100
Haselnuss	13	30
Mandel	13	30
Mohn	70	154
Sesam	37	88
Sonnenblumenkerne	65	157
Walnuss	10	25

►►

GETRÄNKE MIT UND OHNE ALKOHOL	P IN 100 g	HS IN 100 g
Altbier	2	5
Apfelsaft	3	8
Bockbier, hell	5	13
Cola	4	10
Cola light	1	2
alkoholfreies Bier	4	10
Doppelbock	6	14
Exportbier	5	11
Kaffee	0	0
Kaffeepulverextrakt	0	0
Kölsch	2,5	6
Malzbier	2	5
Orangensaft	5	12
Pils	5	13
Sekt	0	0
Spirituosen	0	0
Tee	0	0
Wein	0	0
Weißbier	6	15
Weizenvollbier, hefefrei	4	10

Die sieben goldenen Regeln bei Gicht

Die Deutsche Gicht-Liga e.V. (siehe Anhang) hat sieben Regeln zusammengestellt, die auf kontinuierlich aktualisierten Richtlinien von Ärzten weltweit beruhen. Wenn Sie sich daran halten, erhöhen Sie Ihre Chancen auf ein beschwerdefreies Leben um ein Vielfaches.

1. Zögern Sie bei einem akuten Gichtanfall nicht eine Minute, sondern gehen Sie sofort zum Arzt. Je früher Sie eine Diagnose bekommen und die Behandlung beginnen kann, desto besser stehen Ihre Chancen, dass die Anfälle nicht wiederkehren.
2. Scheuen Sie sich nicht und stellen Sie Ihrem Arzt alle Fragen, die Sie haben, bis Sie alle Antworten zur Entstehung, zu den Stadien der Gicht und ihrer Therapie und Vorbeugung verstanden haben.
3. Die purinarme Ernährung ist der Schlüssel zum Erfolg. Egal, was Sie essen: 170 mg Purine bzw. 400 mg Harnsäure pro Tag sind die Obergrenze dessen, was Sie Ihrem Körper zumuten dürfen.
4. Alkohol hemmt die Ausscheidung von Harnsäure und treibt damit die Harnsäurewerte nach oben. Verzichten Sie daher am besten auf Alkohol, vor allem auf Bier.
5. Medikamente können die purinarme Ernährung nur ergänzen und unterstützen, nicht ersetzen. Wenn Ihre purinarme Ernährung gut funktioniert, brauchen Sie Medikamente, die manchmal mit gravierenden Nebenwirkungen einhergehen, seltener bzw. weniger einnehmen.
6. Trinken Sie pro Tag mindestens zwei Liter Wasser oder ungesüßten grünen oder Früchtetee.
7. Wenn Ihre Harnsäurewerte wieder im Lot sind, bedeutet das nicht, dass Sie mit der purinarmen Ernährung wieder aufhören können – halten Sie sie Ihr Leben lang ein, um keinen Rückfall zu erleiden.

Hilfreiche Adressen

Deutsche Gicht-Liga e.V.
Schenkendorfstraße 31
60431 Frankfurt
www.gichtliga.de
Hier finden Sie viele Informationen rund um die Erkrankung, weiterführende Links und einen Purinrechner.

Deutsche Rheuma-Liga Bundesverband e.V.
Welschnonnenstraße 7
53111 Bonn
www.rheuma-liga.de
Die Rheuma-Liga ist die größte Patientenorganisation für Rheumatiker in Deutschland. Sie bietet in allen Bundesländern Selbsthilfegruppen an, die beraten, sich austauschen, Bewegungsangebote schaffen und allgemein für die Interessen rheumakranker Menschen eintreten.

www.rheuma-online.de
rheuma-online wurde im März 1997 als rheumatologische Informationsplattform im Internet gegründet und ist heute die größte Website mit rheumatologischen Informationen und Services im deutschsprachigen Raum. Hier finden Sie viele Informationen sowie Selbsthilfegruppen, Chats, Foren und Tests.

www.purinarm-kochen.de
Als bei Stefan Hennschen Gicht diagnostiziert wurde, baute er diese Website auf, um Kontakt zu Gleichgesinnte zu finden, die ebenfalls ihre Lust aufs Kochen weiterleben – trotz ihrer Gichterkrankung. Neben vielen leckeren Rezepten gibt es eine „Gicht-Community“, in der sich Betroffene untereinander austauschen können.

Register

Bibliografische Information der Deutschen Nationalbibliothek
Die Deutsche Nationalbibliothek verzeichnet diese Publikation in der deutschen Nationalbibliografie; detaillierte bibliografische Daten sind im Internet über http://dnb.ddb.de/ abrufbar.

ISBN 978-3-86910-079-1 (Print)
ISBN 978-3-86910-080-7 (PDF)
ISBN 978-3-86910-081-4 (EPUB)

Fotos:
Titelfoto: shutterstock: Natali_ Mis, GraphicsRF
stock.adobe.com: Cherries: 6/7; GraphicsRF: 11 (oben); toeytoey: 11 (unten); Akarat Phasura: 17; ivandanru: 21; stockdevil: 23; winwun: 29; Stepanek Photography: 36/37; stockphoto-graf: 41 (oben links); Christian Jung: 41 (oben rechts); Oleg Zhukov: 41 (unten links); womue: 41 (unten rechts); photocrew: 42 (oben links); bukhta79: 42 (oben rechts); Elenathewise: 42 (unten links); diamant24: 42 (unten rechts); carballo: 45; Oran Tantapakul: 53; Andzo Janovich: 59; Maxim Khytra: 73; Leyasw: 75; M.studio: 79; Jacek Chabraszewski: 82/83; petunyia: 85; AnnaMoskvina: 94; Hetizia: 100/101; skabarcat: 107; Africa Studio: 110; Shelli Jensen: 113; Viacheslav Iakobchuk: 116/117

3. Auflage

Die Ratgebermarke der Schlütersche Fachmedien GmbH
Hans-Böckler-Allee 7, 30173 Hannover
www.humboldt.de
buchvertrieb@schluetersche.de
www.schluetersche.de

Lektorat: Linda Strehl, München
Layout: Groothuis, Lohfert, Consorten, Hamburg
Covergestaltung: ZERO, München
Satz: Die Feder · Werbeagentur GmbH, Wetzlar
Druck und Bindung: Gutenberg Beuys Feindruckerei GmbH, Langenhagen

Gedruckt mit mineralölfrei hergestellten Druckfarben und Strom aus erneuerbaren Energien. Die eingesetzten Klebe- und Bindestoffe entsprechen den derzeitigen Umweltstandards, die vom RAL Institut für Gütesicherung und Kennzeichnung geprüft wurden.